Stufendiagnostik und -therapie benigner Magenerkrankungen

S. E. Miederer · W. Kurtz

Stufendiagnostik und -therapie benigner Magenerkrankungen

Walter de Gruyter
Berlin · New York 1993

Professor Dr. S. E. Miederer
Medizinische Klinik
des Ev. Johannes-Krankenhauses
Schildescher Straße 99
4800 Bielefeld 1

Professor Dr. W. Kurtz
Zentralkrankenhaus Reinkenheide
Medizinische Klinik I
Postbrookstraße
2850 Bremerhaven

Dieses Buch enthält 13 Abbildungen und 15 Tabellen

Die Deutsche Bibliothek – CIP Einheitsaufnahme

Stufendiagnostik und -therapie benigner Magenerkrankungen / S. E. Miederer ; W. Kurtz. – Berlin ; New York : de Gruyter, 1993
ISBN 3-11-013456-X
NE: Miederer, Siegfried E.; Kurtz, Winfried

Satz: Arthur Collignon GmbH, Berlin. – Druck: Gerike GmbH, Berlin.
Buchbinderische Verarbeitung: Lüderitz & Bauer GmbH, Berlin.
Umschlagentwurf: Rudolf Hübler, Berlin.
Printed in Germany.

Vorwort

Dieses für die Praxis geschriebene Buch versucht, die Vielzahl der diagnostischen Möglichkeiten und der daraus resultierenden therapeutischen Maßnahmen stufenförmig aufzubauen. Es möchte demnach dem zur Zeit um sich greifenden Pragmatismus entgegenwirken, der in der undifferenzierten Behauptung gipfelt, daß *ein Medikament für alle* Beschwerden ausreichend sei. Nicht die Wiederentdeckung des Helicobacter pylori und auch nicht die Entwicklung von Medikamenten, die die Säuresekretion extrem stark hemmen, waren die entscheidenden Schritte der gastroenterologischen Neuzeit, sondern die Beantwortung der uralten Frage: Warum verdaut sich der Magen nicht selbst? Die Tatsache, daß der Magen in Form des Natrium-Hydrogencarbonats sein eigenes Antazidum bildet, um sich zu schützen und dieses durch den gitterförmigen Schleim veredelt, hat dazu geführt, daß insbesondere die Antazida eine Renaissance erfahren haben. Sie neutralisieren nicht nur in gut steuerbarer Weise die Säure, sondern sie binden die toxischen apolaren Gallensäuren und stimulieren die Säureabwehrmaßnahmen der Schleimhaut. In diesem System findet selbstverständlich auch der Helicobacter pylori seine Bedeutung. Neue pathophysiologische Ansätze haben demnach die Therapie benigner Magenerkrankungen entscheidend beeinflußt. Um in diesem zur Zeit noch undurchsichtigen Dickicht einen Weg zu bahnen, ist dieses Buch geschrieben worden. Dabei wurden nur die wichtigsten benignen Magenerkrankungen berücksichtigt. Informationen über spezielle Erkrankungen sind in anderen zahlreichen gastroenterologischen Werken zu finden. Es würde uns freuen, wenn dieses Buch eine freundliche Aufnahme finden könnte, und wir sind für jede Kritik, sei sie schriftlich oder mündlicher Art, sehr dankbar.

Besonders bedanken möchten wir uns bei Herrn Dr. J. Kleine von dem Walter de Gruyter Verlag, der uns in nimmermüder Arbeit bei der Verwirklichung dieses Buches zur Seite stand. Dank gilt selbstverständlich auch unseren Familien, die viele Abende ohne uns auskommen mußten, und unseren klinischen Mitarbeitern, die erst durch ihre zuverlässige Arbeit die Möglichkeit gaben, uns spannungsfrei mit der Thematik zu beschäftigen.

Bielefeld/Bremerhaven im Oktober 1992 *S. E. Miederer, W. Kurtz*

Inhalt

1 Reizmagen

S. E. Miederer

1.1 Einleitung

Die Diagnose Reizmagen wird in den Industriestaaten seit 1940 zunehmend häufiger gestellt. Es wird angenommen, daß 25% der Gesamtbevölkerung sowie 50% aller gastroenterologischen Patienten entsprechende Beschwerden angeben (Abb. 1.1). Die Beschwerden treten entweder kontinuierlich, intermittierend oder nur einmal auf (Abb. 1.2). An Relevanz gewinnt die Dignose dadurch, daß jährlich für diese Erkrankung etwa 7 Milliarden DM aufgewendet werden [1]. Da nur jeder 5. Patient wegen der genannten Beschwerden den Arzt aufsucht, ist in den nächsten Jahren bei der Medienhörigkeit der Bevölkerung eine deutliche Zunahme der Arztbesuche und der Kosten zu erwarten. Etwa 90% der Patienten, die eine Selbstmedikation betreiben, greifen zu Antazida, wenngleich ein großer Teil der Symptome nicht säureinduziert ist.

Die Intensität der Beschwerden kann von geringen Mißempfindungen über mittelstarke Schmerzen bis hin zur Kolik führen. Ein repräsentatives Spektrum

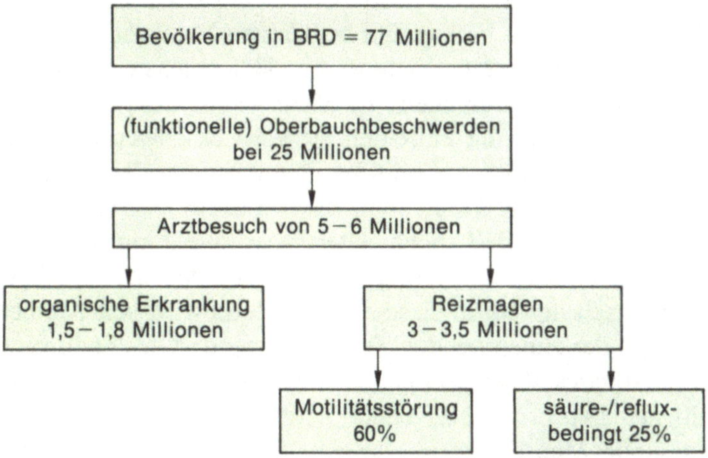

Abb. 1.1: Geschätzte Prävalenz des Reizmagens in der Bundesrepublik Deutschland (modif. nach [1]).

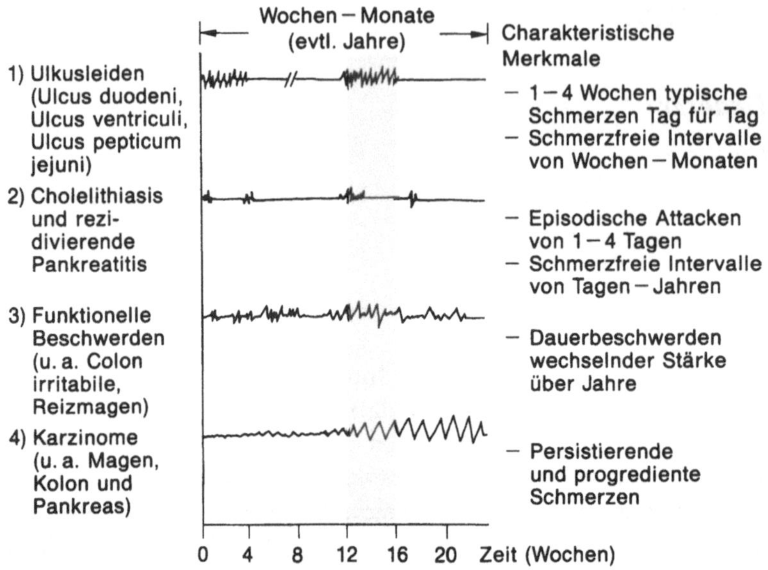

Abb. 1.2: Typische Periodik der häufigsten Ursachen von chronischen (rezidivierenden) Oberbauchschmerzen (nach Ammann). Bei persistierenden oder progredienten Schmerzen müssen innerhalb von 4 Wochen Karzinome im Magen und Dickdarm ausgeschlossen werden. Nach Deyhle liegt die Zeit, die verstreicht, bis der Patient zum Arzt geht, bei 4–8 Wochen (patient's delay), und bis der Arzt die Diagnose stellt, bei 8 Wochen (doctor's delay).

zeigt sich in einer eigenen Studie mit 7834 Patienten zwischen 10 und 86 Jahren bei einem Besuch von 1557 Arztpraxen von 1984 bis 1986: 95% beklagten Druck im Oberbauch, 90% Völlegefühl bei kleinen Mahlzeiten, 90% Übelkeit, 80% ziehende und drückende Leibschmerzen, 60% epigastrisches Brennen und 56% Brechneigung oder Erbrechen [2]. Mehrfachmeldungen sind mit eingeschlossen. Typisch ist, daß die Patienten nie ganz beschwerdefrei werden und nicht selten über eine akute episodische Zunahme der Beschwerden klagen (Abb. 1.2). Im Falle einer Kolik kann der Verdacht auf einen somatischen Schmerztyp bestehen, so daß nicht selten operative Eingriffe wie Appendektomie und Cholecystektomie erfolgen. Die Zunahme der Häufigkeit dieses Beschwerdebildes seit der Mitte dieses Jahrhunderts wird von Schmerzpsychologen im Rahmen der zunehmenden Technisierung und des dadurch bedingten technischen Verstandes als ein zeitgemäßer Schmerztyp erklärt, dessen Träger als schizothymer Leptosom bezeichnet wird [3]. Dieser sensible, technisch denkende, gesunde Mensch, kann starke erklärbare Schmerzen (z. B. Schlag mit dem Hammer auf den Daumen) gut unterdrücken, empfindet aber schwache, seinem Verständnis entsprechend nicht genügend erklärbare Beschwerden als überstark. Umfangreiche Untersuchungen von der Arbeitsgruppe um Malagelada haben gezeigt, daß die Schmerzempfindung im Gastrointestinaltrakt stärker ist als bei gesunden Patienten [4]. Inwiefern hierfür eine erhöhte Empfindlichkeit der Rezeptoren, eine reduzierte Zahl der blockierenden Synapsen oder eine empfindlichere Verarbeitung im Gehirn verantwortlich ist, kann bisher nicht deutlich genug differenziert werden. Dem praktischen Arzt ist bekannt, daß ein großer Teil der Beschwerden allein dadurch zurückgeht, daß man sie erklären kann, was mit der kritischen Einstellung der Patienten jedoch zunehmend schwerer fällt.

Mit den neuen Erkenntnissen auf dem Gebiet der Motilitätsstörungen des Gastrointestinaltraktes und ihrer gezielten medikamentösen Beeinflussung wächst jedoch in den letzten Jahren die Hoffnung auf eine erfolgreiche Behandlung.

1.2 Klassifizierung des Reizmagens

Entsprechend einer von Colin-Jones veröffentlichten Konsensus-Konferenz wird eine Einteilung nach *Leitsymptomen* propagiert [5]:

60% *Motilitätsstörungstyp* → Leitsymptom frühes Sättigungsgefühl, postprandiales Völlegefühl,
25% *Refluxtyp* → Leitsymptom Sodbrennen,
5% *Ulkustyp* → Leitsymptom Nüchternschmerz,
6% *ideopathische Dyspepsie* → Kein Leitsymptom,
4% *Aerophagie* → Selbständige Einheit von untergeordneter Bedeutung.

Demnach besitzen in der Praxis der Motilitätstyp und der Refluxtyp mit zusammen 85% die wesentlichste Bedeutung (Abb. 1.3). Dieses sollte bei therapeutischen Maßnahmen berücksichtigt werden. Nicht in dieser Einteilung aufgenommen wurde die Bedeutung des Helicobacter pylori und der durch ihn induzierten Gastritis, die bei der akuten Infektion immer, aber bei der chronisch aktiven Form nur in etwa der Hälfte der Patienten Oberbauchsymptome hervorruft. Hierbei wird die Magenentleerung in der Regel nicht verändert, was erklärt, daß nur ein Teil der Patienten hinsichtlich der Beschwerden auf eine Wismutbehandlung anspricht.

1.3 Ätiologie

Da es sich um heterogene Störungen handelt, liegt kein einheitliches Krankheitsbild vor. Es werden folgende pathogenetische Faktoren nach ihrer Wertigkeit (0 – + + +) diskutiert:

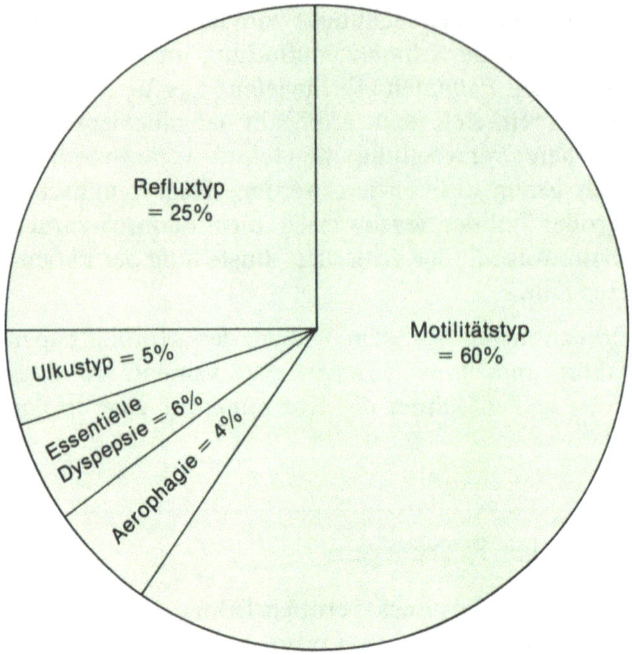

Abb. 1.3: Einteilung des Reizmagens anhand der Leitsymptome.

+++ Motilitätsstörungen,
+++ Gestörte Reizverarbeitung,
++ Kardiainsuffizienz,
+ Säureinduzierter Schmerz,
+ Helicobacter-induzierte Gastritis,
+ Persönlichkeitsstruktur (schizothymer Leptosom),
+ Genußgifte (Koffein, Nikotin, Alkohol),
0 Duodenogastraler Reflux,
0 Duodenitis.

Im folgenden werden die wichtigsten Faktoren kurz erläutert.

1.3.1 Motilitätsstörungen

Postprandial: 41% der Patienten zeigen eine gestörte Motilität des Magens, die sich im wesentlichen durch eine verminderte Frequenz und/oder durch eine Verminderung der Amplitude phasischer Kontraktionen kennzeichnet [6]. 31% weisen eine Veränderung der gastralen und intestinalen Motilität auf, wozu auch die Störung der antro-duodenalen Koordination gehört. Bei 8% tritt eine pathologisch gesteigerte gastrale Kontraktion auf. Zwischen den Motilitätsstörungen und den geklagten Symptomen besteht keine enge Korrelation, 20% der symptomatischen Patienten zeigen zum Zeitpunkt der Untersuchung keine Störungen der gastrointestinalen Motilität.

Interdigestiv: Der von dem Magen-Schrittmacher im Fornixbereich ausgehende wandernde Motorkomplex kann je nach Frequenz zu einer Tachygastrie oder einer Bradygastrie führen. Beide motorische Störungen sind mit einer verminderten Magenentleerung vergesellschaftet.

1.3.2 Abnorme Reizverarbeitung

Neueste Ergebnisse von der Arbeitsgruppe um Malagelada und von Lémann et al. [7] zeigen, daß Patienten mit Reizmagen eine erhöhte Schmerzperzeption unter Ballondehnung des Magens aufweisen.

1.3.3 Säure-induzierte Schmerzen

Die bisher vorliegenden Untersuchungen konnten zwischen Säuresekretion und Schmerzsymptomatik keine Korrelation feststellen. Bates et al. stellten bei Patienten mit Reizmagen unter Pentagastringabe Oberbauchbeschwerden fest, die sich durch vorhergehende H_2-Rezeptoren-Antagonisten-Gabe jedoch nicht kupieren ließen [8]. Da Pentagastrin auch auf die glatte Muskulatur und Durchblutung einen Einfluß ausübt, der durch H_2-Rezeptoren-Antagonisten nicht aufgehoben wird, dürfte auch hier eine niedrige Reizschwelle ursächlich beteiligt sein. Genußgifte (Nikotin, Alkohol, Kaffee, u.a.) und Medikamente (z.B. Euphyllin) können einen Einfluß auf die Säuresekretion ausüben und erfahrungsgemäß bei Reizmagen zu Beschwerden führen. Da auch bei diesen Patienten H_2-Rezeptoren-Antagonisten, insbesondere aber auch Antazida (z.B. Talcid®) zur Kupierung der Beschwerden benutzt werden, wäre es von Interesse, ähnliche Untersuchungen durchzuführen.

1.4 Diagnostik

Als Richtlinie gilt, desto mehr Zeit man sich bei der Diagnostik nimmt, desto erfolgreicher ist die Therapie. Oberstes Ziel ist der sichere Ausschluß organischer insbesondere maligner Veränderungen. Es handelt sich demnach weitgehend um eine Ausschlußdiagnostik (Abb. 1.4).

Anhand der Anamnese sind wesentliche Informationen zu erhalten. Nach Rösch ist auf folgende Angaben zu achten, die gleichzeitig eine grobe Einteilung hinsichtlich der Pathogenese erlauben:

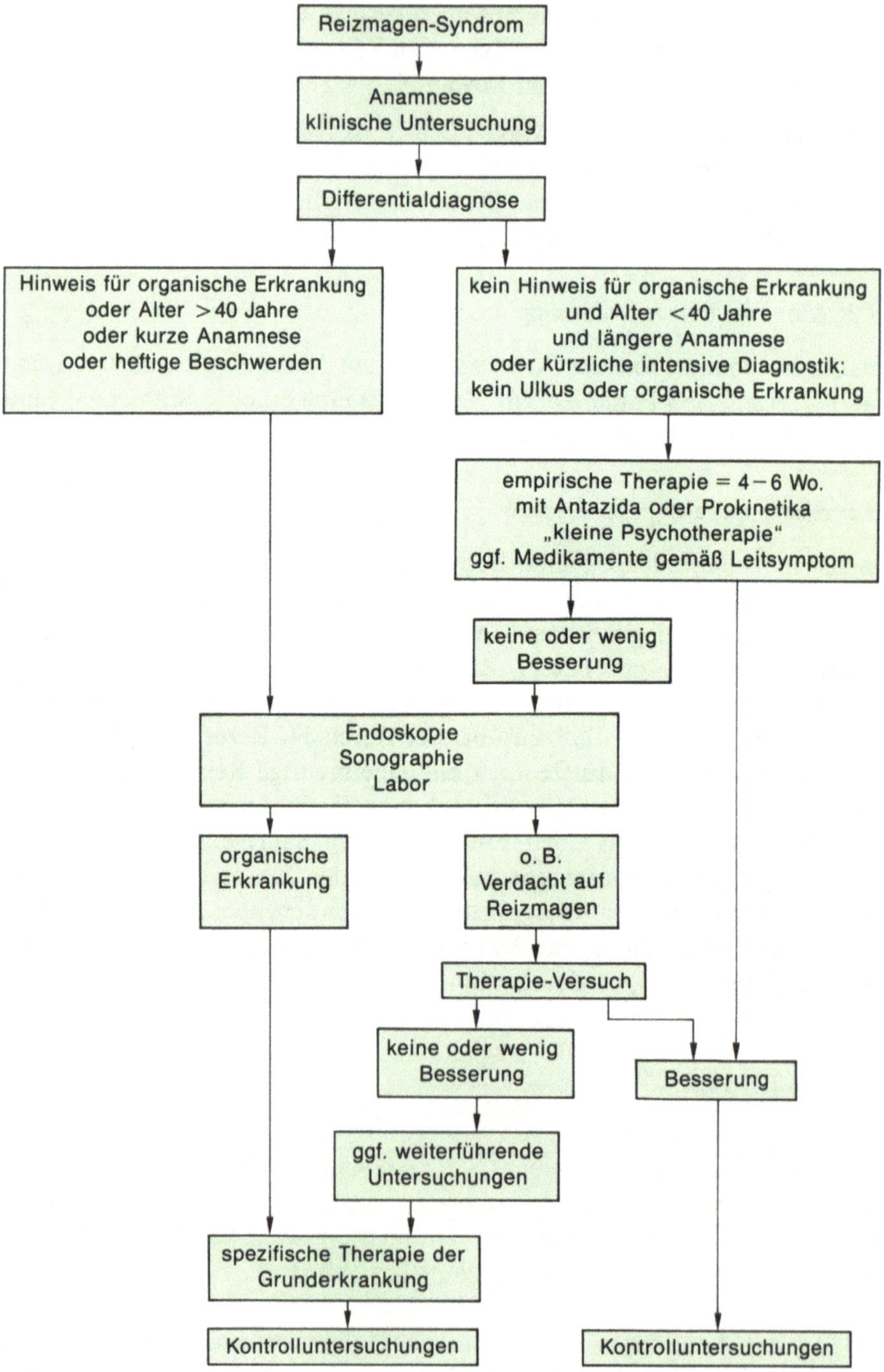

Abb. 1.4: Praktisches Vorgehen bei Patienten mit dyspeptischen Beschwerden [9].

- *Allgemeine Beschwerden:*
  - Der Patient fühlt sich weiterhin wohl.
  - Das Körpergewicht ist konstant.
  - Es handelt sich um einen „besorgten Typ“.
- *Symptome von Refluxcharakter:*
  - Retrosternale Beschwerden, die besonders beim Bücken, nach dem Liegen und nach üppigen Mahlzeiten auftreten.
  - Brennende Retrosternalschmerzen gehen nach Antazidagabe vorübergehend weg.
  - Der Schweregrad wechselt zyklisch.
  - Das Gewicht hat in letzter Zeit eher zugenommen.
- *Symptome, die auf Motilitätsstörungen hinweisen:*
  - Der Leib ist aufgetrieben.
  - Der Patient ist hungrig, klagt aber über vorzeitige Sättigung.
  - Es liegt ein epigastrisches Völlegefühl vor.
  - Es wird über variable multiple Nahrungsunverträglichkeiten geklagt.
  - Der Schmerz ist diffus und zeigt ständig ändernden Charakter und tritt nicht in der Nacht auf.
  - Er klagt vornehmlich über Übelkeit.
  - Die Beschwerden sind ähnlich wie bei Colon irritabile.
  - Falls Erbrechen vorliegt, gibt der Patient typisch an, daß er kein Essen mehr sehen könne.
  - Die Schmerzen treten in wechselnder Intensität dauernd auf.
  - Sie gehen nie ganz weg.

Talley et al. versuchten, die genannten Beschwerden in einem Index zu verarbeiten, der funktionelle Störungen von organischen trennen sollte [9]. Nach der Berechnung von Punkten konnte eine Spezifität von etwa 90% und eine Sensitivität von etwa 50% erarbeitet werden. Die Anwendung dieses Index in der Originalversion ist jedoch für die Praxis relativ kompliziert und mit mathematischen Hilfskonstruktionen behaftet. Rösch hat diesen Test vereinfacht. Die Wahrscheinlichkeit der richtigen Diagnose nimmt mit Bejahung nachfolgender Fragen zu:

- *Reizmagensyndrom* (Motilitäts-, Reflux- und Ulkustyp)
  - Verstärken Nahrung oder Milch die Oberbauchbeschwerden: Ja/Nein.
  - Ist der Schmerz weniger intensiv: Ja/Nein.
  - Nächtliche Schmerzen treten nicht auf: Ja/Nein.
  - Erbrechen fehlt: Ja/Nein.
  - Es liegt kein Gewichtsverlust von mehr als 3 kg vor: Ja/Nein.

- *Peptisches Ulkus*
  - Es sind nächtliche Schmerzen vorhanden: Ja/Nein.
  - Es tritt eine Besserung durch Nahrungsaufnahme ein: Ja/Nein.
  - Die Schmerzepisoden sind kurzfristig: Ja/Nein.
- *Cholecystolithiasis*
  - Die Schmerzen sind intensiv: Ja/Nein.
  - Der Schmerz ist nicht nur im Epigastrium lokalisiert: Ja/Nein.
  - Durch Nahrung, Milch oder Antazida findet keine Erleichterung statt: Ja/Nein.
  - Vor der Nahrungsaufnahme war kein Schmerz vorhanden: Ja/Nein.

Geht man anhand dieses Schemas vor, so ist bei Verdacht auf Reizmagen eine 4–6wöchige probatorische Therapie mit Antazida (z. B. Talcid®) oder Prokinetika (z. B. Motilium®) angebracht. Nehmen diese Beschwerden jedoch innerhalb dieser Zeit nicht deutlich ab (Abb. 1.4), so müssen alle Untersuchungen durchgeführt werden, die helfen, ein organisches Leiden nachzuweisen. Hierzu gehören:

- *Laborstatus*
- *Ösophago-Gastro-Duodenoskopie*
- *Ultraschall-Abdomen*
- *Kolonoskopie*, falls Stuhlunregelmäßigkeiten vorhanden sind.

Der behandelnde Arzt wird dem Patienten um so wirkungsvoller leiten und helfen können, je mehr Untersuchungen er selbst durchführt. Erklärungen während der Untersuchungen sind für den Patienten sehr hilfreich, und der Arzt erhält auch eine bessere Übersicht über die Anzahl der Untersuchungen und hilft dadurch, Kosten zu sparen. Das Konzept besteht letztendlich in dem Aufbau einer menschlichen Persönlichkeit des Arztes, die durch die Untersuchungstechnik und durch die perfekte Beherrschung derselben unterstützt wird. Überweisungen an eher anonyme, nicht auf den Patienten eingehende Diagnoseinstitute sind oft hinderlich. Die größte Hürde bildet in der Regel die endoskopische Untersuchung, die wahrscheinlich heute viel zu häufig von ungeübter Hand durchgeführt wird. Aufgrund der Erkenntnisse der letzten 18 Jahre kann angenommen werden, daß neoplastische Veränderungen im Magen und Dickdarm endoskopisch erkennbare Vorstufen aufweisen, die erst nach 5–15 Jahren in ein Karzinom übergehen. Entsteht ein Karzinom in kürzerer Zeit, so muß die Erstdiagnose angezweifelt werden. Liegen demnach unauffällige endoskopische Befunde vor, sind erneute Untersuchungen frühestens in 5 Jahren angebracht. Werden die Untersuchungen häufiger wiederholt, so wird der Patient verunsichert und muß notgedrungen annehmen, daß bei den vorhergehenden Untersuchungen etwas Bösartiges übersehen worden ist. Magenentleerungsstudien z. B. mit 99 Tc-markierter Testmahlzeit gehören leider bisher noch nicht zu gastroenterologischen Routineprogrammen. Der Aufwand für einen Motilitäts-Arbeitsplatz ist für die allgemeine Praxis zu hoch. Magensekretionsanalysen werden heute nicht mehr durchgeführt, da sie nur einen geringen Beitrag für die einzuschlagende Therapieform beinhalten. Die Notwendigkeit einer Helicobacterdiagnose wird zur Zeit noch immer kontrovers beurteilt. Am einfachsten dürften hierbei Biopsien aus dem Antrum mit histologischem Nachweis der Bakterien sein. Nahezu alle Pathologen geben inzwischen an, ob Helicobacter-ähnliche Organismen mikroskopisch nachzuweisen sind.

In der Differentialdiagnose sind besonders organische Gastroparesen bei Diabetes mellitus oder Zustand nach Vagotomie, Laktasemangel mit Auftreten von Diarrhoen, geblähtes Abdomen und postprandialen Schmerzen nach Milchgenuß sowie eine intestinale Fehlbesiedlung nach gastrointestinalen Operationen zu erwähnen.

Im seltenen Einzelfall, meist bei Depressionen, ist eine psychosomatische Diagnostik und Therapie vornehmlich in Tageskliniken sehr sinnvoll.

1.5 Prognose

Die Lebenserwartung der Patienten mit Reizmagen ist gut. Der Übergang in ein organisches Leiden findet selten (unter 10%) statt. Generell ist der Verlauf mehrjährig und die Beschwerden nehmen im Laufe der Zeit ab. Hinsichtlich Remissionsrate und Länge des Verlaufes sind postprandiale Schmerzen mit und ohne Erbrechen sowie die gastroösophageale Refluxsymptomatik bedeutend schlechter zu beurteilen. Nach allgemeinen Erfahrungen bessert sich die Symptomatik nach der Lösung von familiären oder beruflichen Konflikten. Auch ein sinnvoller, auf Entspannung und Erholung hin ausgerichteter Urlaub kann sehr hilfreich sein. Immer ist jedoch daran zu denken, daß es sich um einen sensiblen Patienten handelt, der durchaus auch Beschwerden im Sinne des Reizkolons oder einer Herzneurose bekommen kann.

1.6 Therapeutische Maßnahmen

1.6.1 Nichtmedikamentöse Therapie

- *Allgemeine Maßnahmen:* Ist nach Ausschluß organischer Veränderungen die Krebsangst genommen, so kann man sich wieder im Gespräch der Lebensweise des Patienten zuwenden. Hierbei ist oft auffallend, wie sehr extreme Lebensformen als normal empfunden werden.
- *Körperliche Bewegung:* Falls Atmung und Kreislauf es zulassen, sollte jede kurzstreckige mechanische Fortbewegung in Aufzügen und auf Rollbändern gemieden werden. Bei der zusätzlichen körperlichen Bewegung in der Freizeit

kommt es in keiner Weise auf eine Leistungsorientierung (sports without stress) an. Die Bewegung sollte frei von jeder zeitlichen Absprache und ohne jeden Zwang durchgeführt werden können. Obwohl Schwimmen der gleichmäßigen Durchbewegung bei gleichzeitiger Unterstützung des Kreislaufes am ehesten entgegenkommt, sind die Umstände (Massenbetrieb in Schwimmbädern, Einhalten der Badezeiten usw.) für die meisten Patienten weniger erfreulich. Mannschaftssportarten sind von einer zeitlichen Absprache abhängig, was sich bei terminlichen Schwierigkeiten negativ auswirken kann. Im allgemeinen hat sich weitgehend Joggen als eine Sportart erwiesen, die ohne jede Leistungsanforderung zu jeder verfügbaren Zeit durchgeführt werden kann. 3× in der Woche für 15–20 Minuten anfangs im Trimm-Trapp sind voll ausreichend. Einzig notwendiges Requisit sind Joggingschuhe, um die anfangs ungewohnte Belastung der Gelenke abzuschwächen. Diese zusätzliche Bewegung sollte lebenslang erfolgen. Sie führt zur inneren Entspannung, einer Stabilisierung zu niedriger Blutdrucklagen und fördert deutlich das Wohlbefinden.

- *Ernährung*: Jede exzessiv betriebene Ernährungsform und Einnahme von Genußmitteln muß gemieden werden. Liegt kein Leberschaden vor, so ist Alkohol bis zu 30 g/Tag erlaubt. Der Zigarettenkonsum sollte lebenslang eingestellt werden. Die Ernährung besteht vorzugsweise aus gemischter Kost und kleinen Portionen über den Tag verteilt.

Da sich die Unverträglichkeit bestimmter Nahrungsmittel bei Patienten mit funktionellen Störungen in typischer Weise unvorhersehbar ändert, sollten auch von speziell unverträglichen Nahrungsmitteln kleinere Mengen immer wieder versucht werden. Alle strengen Nahrungsmittelrichtlinien werden zwar primär von den Patienten als helfend empfunden, führen jedoch später in eine die psychische Grundsituation nicht stabilisierende Zwangslage.

Alle Maßnahmen sind mit einem größeren Erfolg verbunden, wenn man den Patienten mit einer positiven Diagnose (z. B. Reizmagen, funktionelle Oberbauchbeschwerden) entläßt und ihn auf die Chronizität der Erkrankung hinweist. Sehr sinnvoll sind Einbestellungen in regelmäßigen Abständen, die dazu führen, daß sich der Patient ernstgenommen fühlt und Anlaß geben können, die eingeschlagenen Maßnahmen neu zu überdenken. Hierdurch ist auch eine bessere psychische Betreuung durchführbar.

Die enge Verzahnung zwischen Psyche und Gastrointestinaltrakt sollte aufgezeigt werden. Streß kann die Magenentleerung verzögern, was sprichwörtlich der Patient mit dem Ausdruck „Mir ist etwas auf den Magen geschlagen“ oder „Das Essen liegt wie ein Stein in meinem Magen“ ausdrückt [1].

1.6.2 Medikamentöse Therapie

1.6.2.1 Allgemeine Bemerkungen

Die sozialökonomische Bedeutung der medikamentösen Therapie des Reizmagens ist sehr groß. Mit 87% stand im Jahre 1988 die Diagnose Reizmagen/Gastritis auf den abgerechneten Krankenscheinen mit Abstand an erster Stelle [1]. Mit nur 10% folgten die Diagnosen Ulcus ventriculi und Ulcus duodeni sowie mit 3% die Refluxösophagitis. Für Magenpräparate werden in Deutschland pro Jahr etwa 1 Mrd. DM ausgegeben. Würde jeder Ulkusträger in Deutschland 2 × 4 Wochen mit einem H_2-Rezeptoren-Antagonisten behandelt werden, so würde der Umsatz für diese Medikamentengruppe bei etwa 60 Millionen DM liegen. Da der allgemeine Umsatz dieser Präparate jedoch schon bei 800 Millionen DM liegt, kann leicht erkannt werden, daß ein großer Teil der Medikamente nicht für die Ulkustherapie angewendet wird. Die tatsächlichen Umsätze müssen demnach im Bereich Reizmagen/Gastritis zu finden sein. Um so erstaunlicher ist es, daß gerade bei diesen Diagnosen Studien, die den modernen wissenschaftlichen Ansprüchen entsprechen, nur sehr selten durchgeführt werden. Dobrilla hat 1989 die Ergebnisse randomisierter kontrollierter Studien anhand einer Meta-Analyse veröffentlicht [10]. Hierbei lagen die Plazeboheilungsraten bei etwa 60–70%. Eine signifikant bessere Wirkung als Plazebo zeigten im wesentlichen nur Prokinetika. Die Ergebnisse von Säuresekretionshemmern waren nicht besser als bei der Anwendung von Plazebopräparaten. Studien, die mit Antazida im Doppelblindversuch randomisiert durchgeführt wurden, sind extrem selten, mit einer sehr geringen Patientenzahl behaftet und weisen im Studienaufbau Mängel auf. Besonders schwierig ist bei allen Studien die Objektivierung des Therapieerfolges. Die Vielzahl der eingangs genannten Beschwerden bei Reizmagen ist nur subjektiv zu erfassen. Objektive Kriterien wie bei der Ulkusheilung gibt es nicht. Zudem gibt es mit Ausnahme der von Bates et al. publizierten Studie keine Untersuchungen, die versuchten, auf die stimulierte Reizantwort (Magendehnung, Reizung durch Alkohol, Nikotin und Gewürze usw.) den positiven Effekt von Medikamenten zu testen. Möglicherweise würden hierbei Antazida besser abschneiden und eine Erklärung dafür gefunden werden, daß nach wie vor 90% aller Patienten mit Reizmagen zusätzlich oder nur Antazida einnehmen.

1.6.2.2 Prokinetika

Es stehen die Substanzen Metoclopramid, Bromoprid, Domperidon und Cisaprid zur Verfügung. Etwa 60% aller Patienten mit Reizmagen sind dem sogenannten Motilitätstyp zuzurechnen. Es erscheint deshalb sinnvoll, Medikamente anzuwenden. die einen Einfluß auf die Motilität ausüben.

Die genannten Präparate erhöhen den Druck des Kardiasphinkters, stimulieren die Ösophagus- und Magenkontraktionen, wirken der Magenrelaxation entgegen und erhöhen den Magenentleerungsdruck. Zusätzlich erweitern sie den Pylorus, stimulieren die Magenentleerung und verbessern die antro-duodenale Koordination. Hierbei wirkt *Metoclopramid* peripher parasympathikomimetisch über eine Freisetzung von Acetylcholin. Zusätzlich hat es einen zentralen Dopamin-antagonistischen und dadurch antiemetischen Angriffspunkt. Es kann demnach bei höherer Dosierung und bevorzugt im Kindesalter zu zentralen nervösen Nebenwirkungen (dyskinetisches, extrapyramidales Syndrom) kommen.

Domperidon (Motilium®) entfaltet seine Dopamin-antagonistische Wirkung ausschließlich peripher. *Cisaprid* wirkt wie ein indirektes Parasymthatikomimetikum über eine Freisetzung von Acetylcholin aus peripheren Ganglien des enterischen Nervensystems ebenfalls ausschließlich peripher.

Dobrilla et al. konnten in einer Übersichtsarbeit zeigen, daß eine Aussage über die Wirkung dieser Medikamente nur in Doppelblind-Plazebo-kontrollierten Untersuchungen möglich ist. In nahezu allen zitierten Studien erweisen sich die Prokinetika gegenüber Plazebo als überlegen und verbessern signifikant das gesamte Spektrum der Beschwerdeintensität. Auf die subjektive Beurteilung dieser Kriterien wurde eingangs hingewiesen.

In einer plazebokontrollierten Studie mit Cisaprid (Propulsin®) an 118 Patienten konnten Rösch et al. nachweisen, daß die Symptome epigastrischer Schmerz, Sättigungsgefühl, Völlegefühl und Nausea nach 4 Wochen um 60–80% zurückgingen, wenn sie anfangs stark bzw. mäßig ausgeprägt waren.

Die meisten Studien wurden nicht länger als über 4 Wochen durchgeführt. Eine Aussage ist deshalb unter längerfristiger Anwendung von Prokinetika beim Reizmagen bisher nicht sicher möglich. Unter Domperidon aber nicht Cisaprid ist eine Abschwächung der Wirkung nach dieser Zeit bekannt. Aus dieser Problematik ergibt sich die sinnvolle intermittierende Anwendung der Präparate jeweils bei Wiederauftreten der Beschwerden.

1.6.2.3 Medikamentöse Beeinflussung der Säuresekretion

Etwa 25% der Patienten mit Reizmagen sind dem Refluxtyp und 5% dem Ulkustyp zuzuordnen. Bei beiden Typen scheint eine säuresekretionshemmende oder neutralisierende Therapie sinnvoll und erfolgsversprechend zu sein.

- *H_2-Rezeptoren-Antagonisten:* Nach den Untersuchungen von Lance und Nyren beeinflussen H_2-Rezeptoren-Antagonisten funktionelle Magenbeschwerden nicht besser als Plazebo. Die Hemmung der Säuresekretion hat offensichtlich keinen Einfluß auf die Symptome. Die Motilität des oberen Gastrointestinaltraktes wird, wie Dobrilla et al. unlängst in einer Übersichtsarbeit aufzeichnen konnten, bei Menschen durch H_2-Rezeptoren-Antagonisten nicht relevant beeinflußt. Eine doppelblinde, randomisierte Studie von Nyren an 159 Patienten verglich zusätzlich noch ein Antazidum [11]. Die Verminderung der Beschwerden war nach 3-wöchiger Therapie unter Cimetidin oder einem Antazidum nur geringfügig besser als unter einer Plazebo-Präparation, die nur zu 25% Erfolg zeigte. Ein statistischer Unterschied lag nicht vor. Die wiederum von Dobrilla et al. publizierte Meta-Analyse, für die ausschließlich randomisierte, plazebokontrollierte und doppelblind angelegte Untersuchungen herangezogen wurden, zeigte lediglich in 3 von 6 Studien eine signifikante Besserung der Symptome. Die Therapieerfolge unter Plazebo lagen zwischen 25 und 60%.

- *Muscarin-Rezeptoren-Antagonisten:* Pirenzepin hat nach 3 von 4 Studien [10] einen positiven Einfluß auf die funktionellen Beschwerden. Die Wirkung wird eher durch die spasmolytische und weniger durch die säuresekretionshemmende Eigenschaft erklärt. Auch bei diesen Studien schwankte die Plazeboheilungsrate zwischen 25 und 60%.
- *Antazida:* Über 90% der Patienten mit funktionellen Oberbauchbeschwerden nehmen bei Bedarf (also nicht regelmäßig) ein Antazidum ein, das meist rezeptfrei erworben wurde. Kontrollierte Studien, die die Überlegenheit eines Antazidums gegenüber einer Plazebo-Präparation nachweisen konnten, sind jedoch nicht bekannt. Die häufige Anwendung dieser Medikamente wird meist wegen ihres guten Plazeboeffektes und auch durch ihren niedrigen Preis erklärt. Von der Ulkustherapie her ist es jedoch bekannt, daß Antazida in Sekunden die Beschwerden lindern. Die Patienten gewöhnen sich deshalb an die schnell herbeigeführte Beschwerdefreiheit und gehen später bereitwillig dann auf eine prophylaktische Gabe über, wenn sie befürchten, den Magen „strapazieren" zu müssen. Studien, die diese Gewohnheitseinnahme berücksichtigen, sind bisher nicht durchgeführt worden. Es wäre sicher wichtig, gerade unter Berücksichtigung der Wirkungsweise von Antazida kein starres Therapieschema, wie bei der Ulkustherapie einzuhalten, sondern Antazida in einem Bedarfsschema im Vergleich zu Plazebo zu testen. Solche Ergebnisse könnten zu einer Erklärung für diese Verhaltensweise führen. Bis zu dem Vorliegen „aussagekräftiger" Studien sollte man sich als Arzt dem Wunsch des Patienten nicht widersetzen und freizügig Antazida rezeptieren. Die ältesten Magentherapeutika der Menschheit werden auch in Zukunft weiterhin häufig eingesetzt werden.

Zu einer Renaissance der Antazida hat das Verständnis geführt, daß sie nicht nur Säure neutralisieren, sondern auch die Schutzfunktionen durch die Stimulation der Prostaglandin-Synthese und der Bikarbonat-Sekretion verbessern. Insbesondere die gitterförmigen Antazida (z. B. Talcid®) haben sich als aluminiumarme, gut wirksame und sehr gut verträgliche Substanzen erwiesen.

- *Wismut-Präparate:* Doppelblind-kontrollierte Untersuchungen sind mit Wismut-Präparaten leider nicht möglich, da sie zu einer Schwarzfärbung des Stuhls führen. An die Entwicklung eines Plazebo-Präparates, (z. B. eisenhaltig), das den Stuhl ebenfalls schwarz färbt, hat bisher noch keiner gedacht. Wismut-Präparate werden bei der Helicobacter-pylori-Infektion eingesetzt, die zu der typischen Gastritis führt. Per definitionem gehört diese Gastritisform nicht zu dem Reizmagen-Syndrom und wird deshalb in diesem Buch an anderer Stelle abgehandelt. Von einigen Autoren wird dennoch postuliert, daß die essentielle Dyspepsie Helicobacter-induziert sei, was zu einer gewissen Verwirrung führt. Auf die wenigen bisher vorliegenden Studien, die darauf hinweisen, daß mit Rarefizierung bzw. Eradikation des Helicobacter pylori auch die Beschwerden abnehmen, wird in dem Kapitel über Gastritis berichtet.
- *Psychopharmaka:* Bei strenger Indikation sind Benzodiazepine die Medikamente der Wahl [12]. Sie sollten mit großer Zurückhaltung bei funktionellen

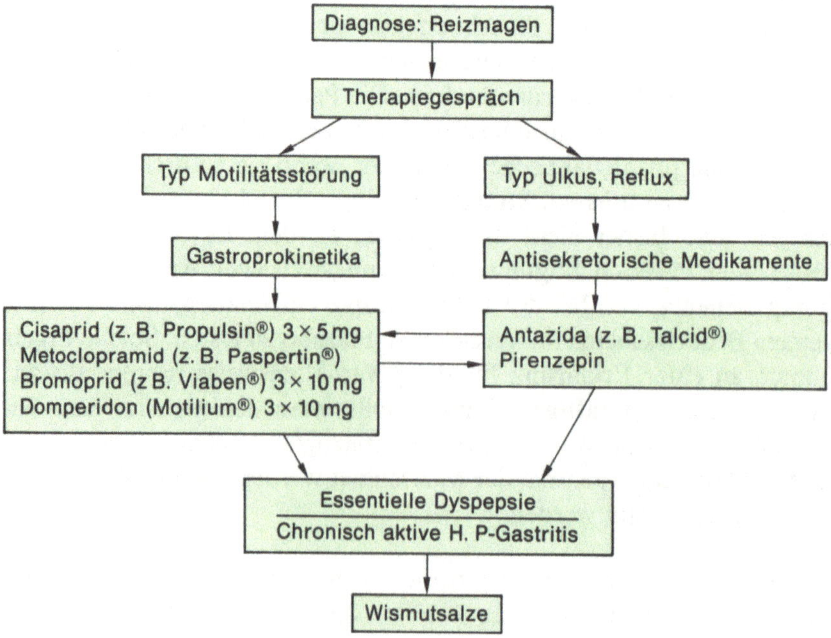

Abb. 1.5: Differentialtherapie des Reizmagensyndroms [1].

Beschwerden und nur für einen kurzen Zeitraum eingesetzt werden. In der Praxis hat sich Lexotanil (½ Tablette vor dem Schlafengehen) bewährt. Sollte auch eine morgendliche Gabe notwendig sein, so ist der Patient über Einschränkung der Reaktionsfähigkeit im Straßenverkehr und an der Arbeitsstelle zu informieren.

1.6.2.4 Zusammenfassung

Eine zusammenfassende Darstellung der Differentialtherapie des Reizmagens gibt Abb. 1.5.

Literatur

[1] Rösch, W.: Reizmagen – was tun? Dtsch. Ärzteblatt *87* (1990) 1857–1863.

[2] Miederer, S. E.: A german multicentre trial with domperidone in dyspeptic disorders. Therapeutic Today *6* (1987), ADIS Press, Auckland.

[3] Miederer, S. E.: Therapie funktioneller Oberbauchbeschwerden. Verh. Dtsch. Ges. Inn. Med. *94* (1988) 462–468.

[4] Mearin, F., M. Cucala, F. Aziproz et al.: The origin of symptom on the brain-gut axis in functional dyspepsia. Gastroenterology *101* (1991) 999–1006.

[5] Colin-Jones, D. G., B. Bloom, G. Bodemar et al.: Management of dyspepsia: report of a working party. Lancet *I* (1988) 576–579.

[6] Malagelada, J. R., V. Stanghellini: Manometric evaluation of function: upper gut symptoms. Gastroenterology *88* (1985) 1223–1231.

[7] Lémann, M., J. P. Dederding, B. Flourié et al.: Abnormal perception of visceral pain in response to gastric distension in chronic idiopathic dyspepsia. The irritable stomach syndrome. Dig. Dis. and Sciences *36* (1991) 1249–1254.

[8] Bates, S., P. O. Sjöden, J. Fellenius et al.: Blocked and non-blocked acid secretion and reported pain in ulcer, nonulcer dyspepsia, and normal subjects. Gastroenterology *97* (1989) 376–383.

[9] Talley, N. J., D. McNeil, D. W. Piper: Discriminant value of dyspeptic symptoms: a study of clinical presentation of 221 patients with dyspepsia of unknown cause, peptic ulceration, and cholecystolithiasis. Gut *28* (1987) 40–46.

[10] Dobrilla, G., M. Comberlato, A. Steele et al.: Drug treatment of functional dyspepsia. A meta-analysis of randomized controlled trials. J. clin. Gastroenterol. *11* (1989) 169–177.

[11] Nyren, O., H.-O. Adami, S. Bates et al.: Absence of therapeutic benefit from antacids or cimetidine in non ulcer dyspepsia. New Engl. J. Med. *314* (1986) 339–343.

[12] Koop, H.: Reizmagen und funktionelle Oberbauchbeschwerden. Klinik der Gegenwart *IV* (1991) 6:1–6:25.

2 Gastritis*

S. E. Miederer

2.1 Akute Gastritis

In Verbindung mit einer Enteritis dürfte die akute Gastritis zu den häufigsten Erkrankungen des Gastrointestinaltraktes zählen. Wegen der schnellen Selbstheilung und der vieldeutigen Symptomatik liegen genaue Zahlen nicht vor.

2.1.1 Ätiologie

Die häufige akute exogene wird von der seltenen akuten endogenen Gastritis abgetrennt. Die Ursachen für die akute exogene Gastritis sind vielfältig. Dem übermäßigen Alkoholgenuß, der Einnahme magenschleimhautaggressiver Medikamente wie Azetylsalizylsäure, Salizylate, Phenylbutazon, Aminophenazon, Glukokortikoide, Indomethacin, Sulfonamide, Antibiotika, Reserpin, Antikoagulanzien und verunreinigter Lebensmittel (Staphylokokkentoxine, Salmonellen, Coli, Streptococcus faecalis) wird die Hauptschuld zugesprochen. Schwerwiegender sind die meist bei Kindern durch versehentliche Ingestion von Säuren und Laugen (meist Reinigungsmittel) hervorgerufenen Verätzungen der Mund-, Ösophagus- und Magenschleimhaut.

Eine endogene akute Gastritis soll bei vielen Infektionskrankheiten, insbesondere bei Kindern, das Erbrechen und die Oberbauchbeschwerden erklären. Ein histologisches Korrelat liegt zumeist nicht vor. Die sehr seltene phlegmonöse Gastritis wird hauptsächlich durch hämolysierende Streptokokken („Erysipel des Magens“), seltener durch Escherichia coli, Proteus vulgaris oder Staphylococcus aureus hervorgerufen. Die Infektion erfolgt entweder über Schleimhautläsionen oder durch hämatogene Streuung. Erosionen oder Streßulzera gehen in der Regel nicht mit dem histologischen Bild einer akuten Gastritis einher.

2.1.2 Pathologie

Schleimhautödem und Blutfülle der Gefäße verbunden mit Vermehrung der Plasmazellen und Lymphozytose sowie Leukozytenemigration und degenera-

* Für die Beratung wird M. Stolte gedankt.

tive Schädigungen hauptsächlich im Drüsenhalsgebiet sind die histologischen Zeichen der akuten Gastritis. Ätzende Flüssigkeiten führen zu Nekrosen, die unter Umständen die ganze Magenwand durchsetzen. Die zugrunde gegangene Schleimhaut wird membranartig abgestoßen. Eine polymorphkernige leukozytäre Infiltration überwiegt. Es bildet sich ein typisches Granulationsgewebe. Nach etwa eineinhalb Wochen kann es durch die Bindegewebsproliferation zu narbigen Kontraktionen und Strikturen kommen, die meist im Antrum lokalisiert sind und zu einer Passagebehinderung führen.

2.1.3 Klinik und klinische Diagnostik

Einige Stunden (oftmals nachts bei unruhigem Schlaf) nach dem Essen treten Unwohlsein, epigastrischer Druck und Übelkeit auf. Ein epigastrisches Brennen und Völlegefühl kommen kurz danach hinzu und führen zu Aufstoßen. Unter zunehmender Übelkeit folgt Erbrechen zuerst von Nahrungsresten, dann meist von galligem Magensaft mit zähglasigen Schleimbeimengungen. Provoziertes Erbrechen verkürzt die Leidenszeit. Abneigung gegen Nahrung und Flüssigkeiten, Kopfschmerzen und Benommenheit mit Erschöpfungszuständen sind meist vorhanden, insbesondere wenn zusätzlich Durchfälle auftreten.

In der Regel wird die *Diagnose klinisch* gestellt und nicht endoskopisch-bioptisch gesichert. Objektive Befunde sind belegte Zunge, unter Umständen Fieber bis 39° C, übler Atem, Blässe, kalter Schweiß und krampfartige epigastrische Schmerzen.

Elektrolytverschiebungen und Dehydratation sind Grund für eine stationäre Behandlung. Bei länger anhaltendem Erbrechen kommt es zu einer hypochlorämischen Alkalose und hypotonen Dehydratation (Hämatokritanstieg) mit Kreislaufversagen. Bei Blutungen ist eine Gastroskopie indiziert. Die Ausheilung führt zu einer Restitutio ad integrum.

Brennende Schmerzen vom Mund bis in die Magengegend und Fibrinbeläge im Bereich der Mundhöhle und des Rachens in Verbindung mit Dysphagie bis Schluckunfähigkeit weisen auf die Einnahme verätzender Substanzen hin.

Bei gleichzeitigem Epiglottisödem kann eine Dyspnoe auftreten. Die anfangs diffusen Oberbauchbeschwerden nehmen bei fortschreitender Nekrose zu. Bildet sich ein somatischer Schmerz aus, so muß an eine Perforation (die allerdings auch nahezu schmerzlos auftreten kann) gedacht werden. Eine sofortige Objektivierung der Schädigung kann nur endoskopisch erfolgen. Bei entsprechender Technik ist hierbei die Perforationsgefahr gering.

Eine Einweisung in die Klinik ist demnach immer, auch bei anscheinend harmlosen Fällen, indiziert.

Bei der Ausheilung kommt es zu einem bindegewebeartigen Ersatz des Funktionsepithels mit Funktionseinschränkung. Etwa zehn Jahre nach dem Ereignis steigt die Karzinomrate, insbesondere in der Speiseröhre, an. Jährliche endoskopische Kontrolluntersuchungen sind deshalb nach diesem Zeitraum notwendig.

2.1.4 Therapie

Bei unkompliziertem Verlauf ist eine Nahrungskarenz bei reichlicher Zufuhr von klarer, angewärmter Flüssigkeit (Tee, kohlensäurefreies Tafelwasser) für 1 bis 2 Tage mit nachfolgender Verabreichung einer blanden Kost für weitere 2 Tage angebracht.

Liegt auch nach Erbrechen des schädigenden Mageninhaltes noch Brechreiz vor, so kann dieser mit Triflupromazin (Psyquil® 20 mg i. m. oder 70 mg als Suppositorien) gedämpft werden. Bei saurem Aufstoßen und Neigung zu Sodbrennen helfen Antazida mit guter Säureneutralisation und Gallensäurebindungskapazität (3 bis 5 × 1 Beutel bzw. Eßlöffel Talcid®).

Diese „Magenschutztherapie" ist auch bei den magenschleimhautreizenden Medikamenten angebracht, wenn diese streng indiziert sind. Bei hypotoner Dehydration steht der Ausgleich des Volumenmangels mit isotonen, isoionischen Lösungen an erster Stelle. Die Natriumsubstitution erfolgt durch Zugabe einer 5,8%igen NaCl-Lösung (1 mval/ml) zu den Infusionslösungen. Ein langsamer Ausgleich mit Tagesmengen zwischen 140 bis 200 mval/Tag sollte angestrebt werden.

Bei *Verätzungen* ist eine grundlegend andere Therapie einzuschlagen:

Sofortmaßnahmen (die Anordnung ist meist schon telefonisch möglich):

1) Bei Laugenverätzung: Trinken von Haushaltsessig (100 ml verdünnt mit 400 ml Wasser) oder Zitronensaft. Bei Säureverätzung und unbekannten Ätzmitteln: Milch.
2) Wenn möglich, vorsichtige Magenspülung mit Wasser durch den Arzt bzw. Notarzt noch in der Wohnung, danach unbedingt Klinikeinweisung.
3) Bei Auftreten somatischer Schmerzen, Notfalloperation.

Die sich anschließende konservative Therapie ist von dem möglichst in den ersten 2 Tagen zu erhebenden endoskopischen Befund abhängig: Liegt lediglich eine hyperämische Schleimhaut vor, so kann die bei der akuten Gastritis genannte Therapie eingeschlagen werden. Bei Ulzera, Fibrinauflagerungen und Blutungen muß auf die Möglichkeit einer drohenden Perforation geachtet werden. Neben der Schmerzbekämpfung und der parenteralen Ernährung ist eine antibiotische Therapie (zum Beispiel 3 × 5 μg Ampicillin i. v.) bis zur Abheilung der Ulzerationen notwendig.

Die Verabreichung von 100 mg Prednisonäquivalenten/Tag (zum Beispiel 100 mg Ultralan) ist zur Vermeidung einer Narbenbildung indiziert. Ein Erfolg ist jedoch nur bei Verätzungen mittleren Grades zu erwarten. Da bei dieser Therapie die frühzeitige klinische Erkennung einer Perforation erschwert werden kann, sind kurzzeitige (alle 4 bis 5 Tage) endoskopische Kontrollen notwendig. Die Dosierung kann in Abhängigkeit von dem Befund geändert werden.

Die phlegmonöse Gastritis hat eine Mortalität von etwa 30%. Eine hochdosierte antibiotische Therapie und sofortige Operation sind notwendig.

2.2 Chronische Gastritis

2.2.1 Abgrenzungsproblematik

Wurde noch bis vor 3 Jahren die akute von der chronischen Gastritis getrennt und ein Übergang abgelehnt [1], so ist dieses nach der neuesten Sydney-Klassifikation [2] der Gastritis in dieser Schärfe nicht mehr möglich. Der Grund liegt in der zunehmenden Bedeutung des *Helicobacter pylori*, der sowohl eine akute Gastritis bei der Erstmanifestation als auch aktive Schübe bei einer chronischen Gastritis hervorrufen kann.

Mehr als 80% aller chronischen Gastritiden werden als Folge einer akuten Helicobacter pylori-Gastritis mit Keimpersistenz gedeutet.

In Verbindung mit der immunologisch bedingten A-Gastritis und der Gallereflux- und NSAR-bedingten C-Gastritis [2] ist man heute davon überzeugt, bei nahezu 100% aller Gastritiden die Ätiopathogenese zu kennen [4]. Die moderne Einteilung geht demnach von der Ätiopathogenese aus (Tabelle 2.1).

Die chronische Gastritis ist dennoch für den Gastroenterologen eine magische Erkrankung. Viele haben sich mit ihr auseinandergesetzt und versucht, sie zu begreifen. Zahlreiche neue Erkenntnisse ändern jedoch nicht viel an dem 1934 von dem großen deutschen Gastroenterologen N. Henning [5] geprägten Satz: „Der praktische Arzt kann die Diagnose Gastritis in den allermeisten Fällen

Tabelle 2.1: Klinische Einteilung der Gastritiden nach der Sydney-Klassifikation

Formen	Typ A: Autoimmungastritis des Korpus- und Fundusschleimhaut Typ B: Bakteriell induzierte Gastritis (vor allem Helicobacter pylori-Gastritis) Typ C: Chemisch induzierte Gastritis
Häufigkeit	Typ A: 3–5% Typ B: > 80% Typ C: 6–7% Sonderformen: ca. 0,5–1,5%
Pathogenese	Typ A: Autoimmunerkrankung mit Autoantikörper gegen Parietalzellen (90% der Fälle) und/oder Autoantikörper gegen intrinsic factor (50% der Fälle) Typ B: Infektion der Magenschleimhaut mit Helicobacter pylori (H. P.), gramnegatives Bakterium mit hoher Ureaseaktivität → Schnellnachweisverfahren Typ C: Chemisch induziert (NSAR oder Gallereflux)
Klinik der Typ B-Gastritis	– Schmerzen und Druckgefühl im Oberbauch – Nüchternschmerz – Postprandialschmerz – postprandiales Völlegefühl – Übelkeit – Brechreiz
Komplikationen	• bei Typ A-Gastritis: perniziöse Anämie, deshalb „Perniziosa Typ" • bei Typ B-Gastritis: chronische Erosionen pept. Ulkusleiden (20–30%) Blutung aus Erosionen und/oder Ulzera Entwicklung von intestinaler Metaplasie Mögliche Entwicklung eines Magenkarzinoms (präkanzeröse Kondition)
Diagnostik	– Gastroskopie + Biopsien mit Histologie (je zwei Partikel aus Antrum und Korpus) und Untersuchung auf H. P. (eine Biopsie aus dem Antrum) für Erregernachweis in der Magenschleimhaut → Urease-Test/CLO-Test – Mögliche Zusatzuntersuchung auf Autoantikörper gegen Parietalzellen bzw. intrinsic factor sowie Bestimmung des Vit.-B_{12}-Spiegels

nicht mit Sicherheit stellen. Die Untersuchungstechnik ist für ihn längst zu kompliziert geworden. Die morphologische Feststellung der Magenentzündung ist das Produkt von Methoden, die eine spezialistische Beschäftigung voraussetzen."

Bis zu der Klärung der Bedeutung des Helicobacter pylori wurde die chronische Gastritis je nach Neigung und nach technischen Möglichkeiten als ein

- funktionsanalytisch erfaßbares
- planimetrisch darstellbares
- mathematisch kalkulierbares
- immunologisch bedeutendes
- und endrokrinologisch aktives

Krankheitsbild beschrieben.

Damit kam man jedoch der Ätiopathogenese in wesentlichen nicht näher. Die Beschreibung von zwei histotopographisch definierten Gastritistypen (A, B, A + B) nach Strickland war von diagnostischer, nicht aber von therapeutischer Bedeutung, da die Ätiopathogenese im wesentlichen bei der B-Gastritis unbekannt war. Lediglich die viel seltener auftretende Autoimmungastritis (A-Gastritis, isolierte Korpusgastritis) bleibt als pathophysiologisches Modell wertvoll [6].

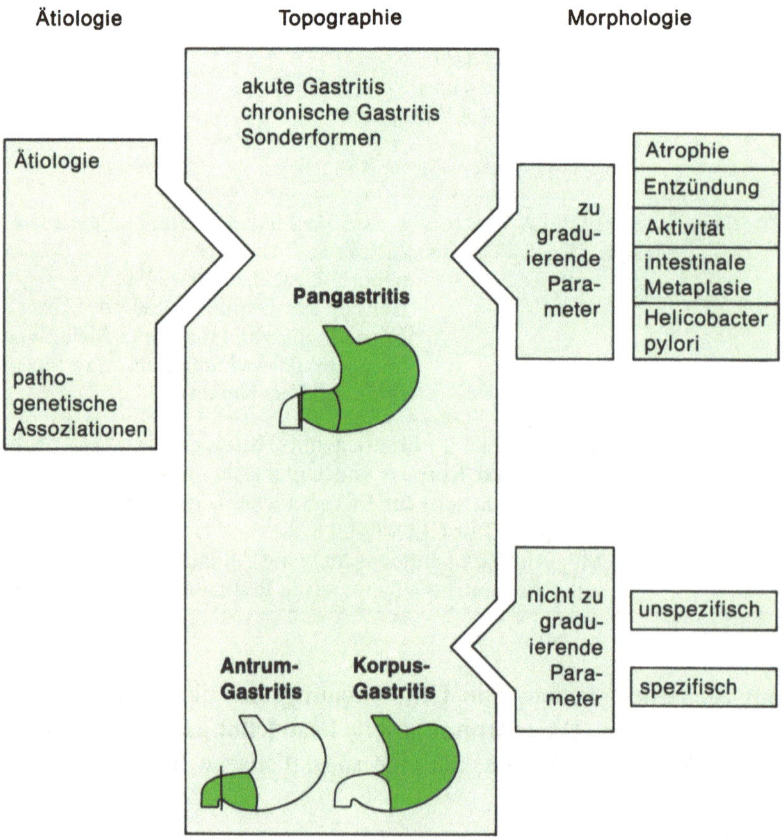

Abb. 2.1: Histologische Einteilung der Gastritisformen nach der Sydney-Klassifikation.

2.2.2 Sydney-Klassifikation der Gastritis

Nach dieser 1990 eingeführten Klassifikation wird die Gastritis histologisch *und* endoskopisch beurteilt.

2.2.2.1 Histologische Kriterien

Histologisch und histotopographisch underscheidet man eine Pangastritis von einer Antrum- und einer Korpusgastritis (Abb. 2.1). Die Pangastritis wird in ihrer Schwere nach Atrophie, Entzündung, Aktivität, intestinale Metaplasie und Helicobacter pylori-Besiedlung (Abb. 2.2) graduiert. Eine Einteilung in leichte und schwere Oberflächengastritis und in Oberflächengastritis mit intestinaler Metaplasie findet nicht mehr statt. Dafür wird eine Graduierung von I = normal bis IV = hochgradig vorgeschlagen. Parameter für die Stärke der Entzündung sind die Lymphozyten und Plasmazellen, für die Aktivität die neutrophilen Granulozyten und für die Helicobacter pylori-Besiedlung die Dichte der Keime.

Eine ähnliche Graduierung findet auch für die Antrum- und Korpusgastritis statt. Diese histotopographische Einteilung wird jedoch als historisch bezeichnet und soll nur der genaueren Ortsangabe bei Gewebeentnahmen dienen.

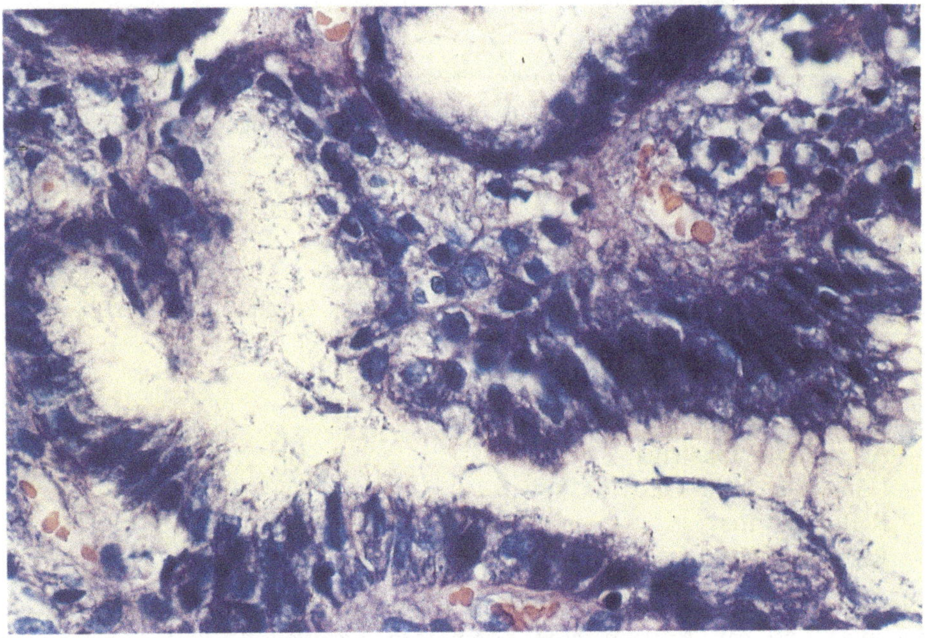

Abb. 2.2: Helicobacter pylori-Besiedlung der Magenschleimhaut.

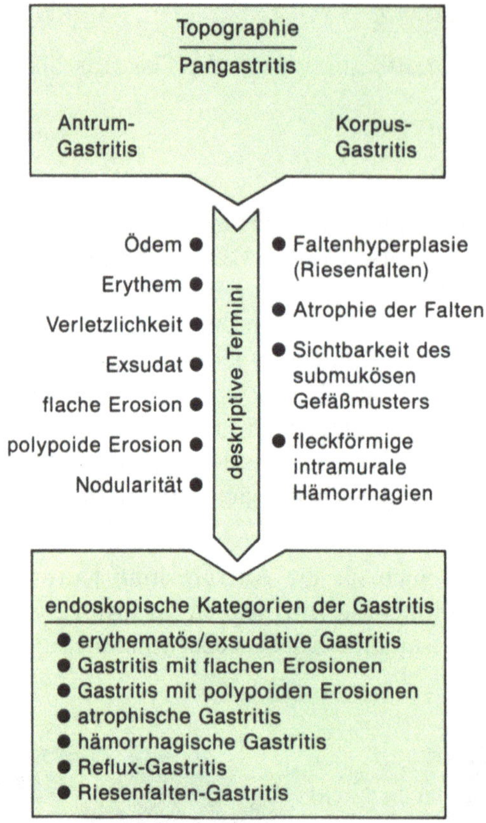

Abb. 2.3: Endoskopisches Bild und endoskopische Kategorien der Gastritiden nach der Sydney-Klassifikation.

2.2.2.2 Endoskopische Kriterien

Es werden sieben deskriptive Termini der Gastritis vorgeschlagen (Abb. 2.3):

- Erythematös/Exsudative Gastritis
- Gastritis mit flachen Erosionen
- Gastritis mit polypoiden Erosionen
- Atrophische Gastritis
- Hämorrhagische Gastritis
- Refluxgastritis
- Riesenfaltengastritis.

Die Unterteilung in diese Gastritisformen wird endoskopisch durchgeführt, je nachdem, ob im Antrum eine ödematöse Verquellung der Schleimhaut (Abb. 2.4), ein Erythem, eine vermehrte Verletzlichkeit, eine Exsudation, flache

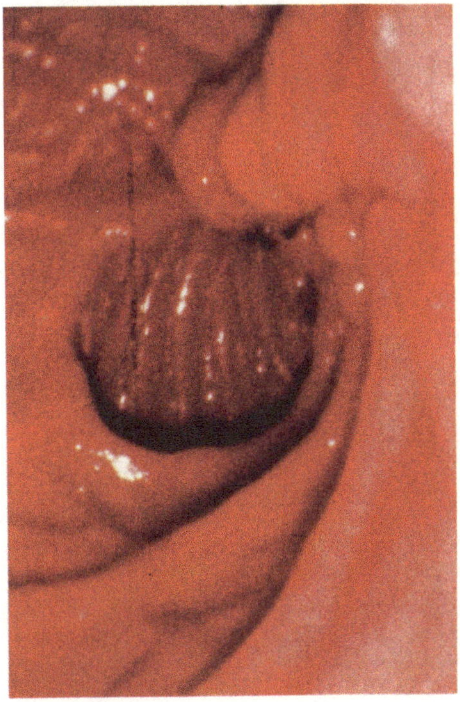

Abb. 2.4: HP-Gastritis bei Resektionsmagen.

Erosionen, polypoide Erosionen (Abb. 2.5) oder Lymphfollikel (Gänsehautmukosa) (Abb. 2.6) vorliegen. Im Korpus sind die entscheidenden endoskopischen Kriterien Riesenfalten, Atrophie der Falten, Sichtbarkeit des submukösen Gefäßmusters und fleckförmige intramurale Hämorrhagien. Da ein großer Teil dieser makroskopisch erkennbaren Veränderungen auf eine Helicobacter pylori-Besiedlung hinweisen (flache Erosionen, polypoide Erosionen, Gänsehautmukosa, Riesenfalten usw.), soll der endoskopierende Arzt wieder an die deskriptive Gastritisdiagnose herangeführt werden [7]. Dieses ist wegen der daraus erwachsenden therapeutischen Möglichkeiten wichtig. Der endgültige Beweis bleibt jedoch weiter in den Händen des Pathologen.

Die bisher in Deutschland geübte Gastritiseinteilung steht zu der neuen Sydney-Einteilung nicht im Widerspruch. Die Autoimmungastritis (Typ I oder A) [8] wird davon nicht berührt. Durch die Entdeckung des Helicobacter pylori haben wir jedoch Klarheit über die Pathogenese der Pangastritis (früher: pylorokardial expandierende Gastritis [9], Typ II- oder B-Gastritis) gewonnen. Diese Gastritis nimmt im Laufe des Lebens an Schwere und Aktivität der Entzündung zu. Gleichzeitig vermindert sich die Stimulation der Säuresekretion wahrscheinlich durch die Reduktion der G-Zellen im Antrum im Rahmen einer intestinalen

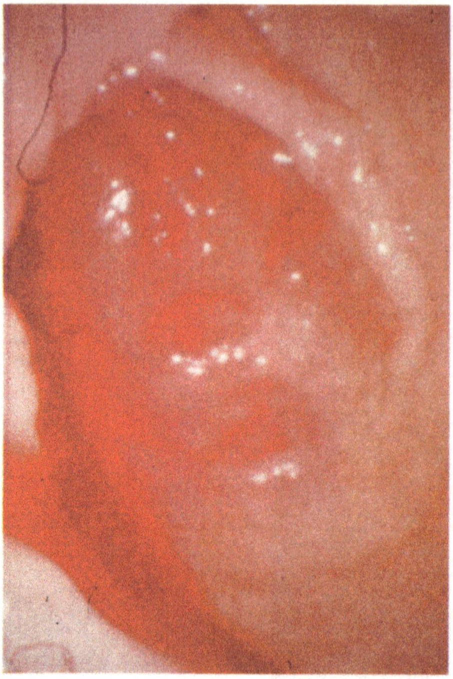

Abb. 2.5: Komplette Erosionen der HP-Gastritis.

Metaplasie. Die Typ C-Gastritis (chemisch induzierte Gastritis bei NSAR oder Gallereflux) [3] kommt als neue, ätiopathogenetisch erklärbare Entität hinzu (Tabelle 2.1). Sie ist endoskopisch zu vermuten, beweisend ist jedoch auch hier die Histologie.

2.2.3 Diagnostik

Auf die Bedeutung der endoskopischen Kriterien wurde hingewiesen. Die Gewebeentnahme und die histologische Untersuchung sind jedoch noch immer die wichtigsten diagnostischen Kriterien.

Hierbei wird nicht mehr zwischen Oberflächengastritis und atrophischer Gastritis unterschieden. Der Pathologe gibt die Information über Entzündungsgrad, Entzündungsaktivität und Dichte der *Helicobacter pylori-Besiedlung* in einem Normalbefund I und in drei Schwerestufen II bis IV an [4]. Der CLO-Test ist für die Gastritisdiagnose nicht ausreichend. Dieser ist z. B. bei Gewebsentnahmen aus intestinalen Metaplasien im Antrum falsch negativ.

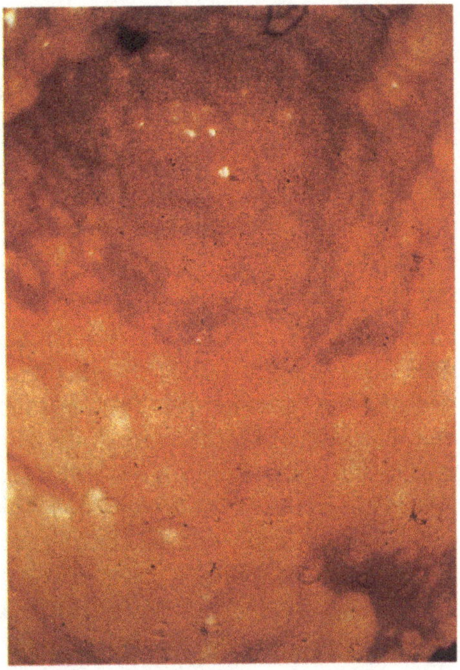

Abb. 2.6: Gänsehautmukosa (Lymphfollikel) bei HP-Gastritis.

Eine suffiziente Gastritis-Diagnostik ist nach wie vor nur durch die Entnahme von je 2 Biopsiepartikeln aus Antrum und Korpus möglich.

Bei der exakten Diagnose der *Autoimmungastritis* (früher: isolierte Korpusgastritis, Typ I, A-Gastritis) sind nach wie vor mehrere Biopsien aus der Korpus- und Antrumschleimhaut mit Nachweis der Atrophie in der Korpusschleimhaut notwendig.

Wünschenswert wäre hier ein stufenbioptisches Vorgehen, um die Ausdehnung der Atrophie zu charakterisieren [6]. Die Autoimmungastritis ist heute in ihren Vorstufen auch ohne Rarefizierung des Drüsenkörpers an der lymphozytären Infiltration der Tunica propria in diesem Bereich, der herdförmigen lymphozytären autoaggressiven Destruktion von Korpusdrüsen und der reaktiven Pseudohypertrophie der Parietalzellen der erhaltenen Korpusdrüsen erkennbar. Zudem sollte im Stadium der Atrophie nach neuroendokrinen Zellkomplexen und nach einer Hyperplasie, Dysplasie und Neoplasie endokriner Zellen geforscht werden. Mehr von wissenschaftlichem Interesse wären zusätzlich eine Magensekretionsanalyse mit Achlorhydrie, Antikörper gegen Belegzellen, Intrinsic-Faktor und Schillingtest [6].

Die Diagnose der *chemisch induzierten Gastritis* (Gallereflux-Gastritis, NSAR-Gastritis, Typ C-Gastritis) ist im wesentlichen auf anamnestische und endoskopische Befunde zurückzuführen [3]. Die Biopsie erfolgt vornehmlich zum Ausschluß einer Helicobacter pylori-Infektion.

2.2.4 Klinik der chronischen Gastritiden

2.2.4.1 HP-Gastritis

Im klinischen Gebrauch muß die Zahl der Synonyma dieser Gastritisform reduziert werden. Da durch den Helicobacter pylori die Ätiologie geklärt ist, sollte diese Gastritisform auch seinen Namen tragen. Begriffe wie pylorokardial expandierende Gastritis [9], primäre Antrumgastritis [8], Typ II-Gastritis und Typ B-Gastritis [7] sollten der Vergangenheit angehören. Auch die von Correa 1980 beschriebene hypersekretorische Gastritis dürfte eine Untergruppe der HP-Gastritis sein [7]. Der Helicobacter pylori greift in dieser Phase in den pH-abhängigen Regulationskreislauf der Gastrinfreisetzung ein. Durch die Abgabe von Ammoniak bildet er einen alkalischen pH-Wert in der Mucus-Mucosa-Zwischenschicht und stimuliert dadurch die abhängige Gastrinfreisetzung. Eine Hypersekretion ist die Folge. Da eine Alkalisierung in der Zwischenschicht gleichzeitig die sehr wahrscheinlich Prostaglandin-abhängige Sekretion von Bikarbonat vermindert, kommt es zu einer Resistenzschwächung in umschriebenen Arealen. Runde Läsionen (Form der Kolonien) sind die Folge, deren Ausmaß von der Pathogenität des Helicobacter pylori (9 Stämme) abhängt. Diese heilen unter der Ausbildung von inkompletten oder kompletten intestinalen Metaplasien ab. Die daraus resultierende Verminderung der G-Zellzahl führt in der Folge zu einer verminderten Gastrinfreisetzung und Säuresekretion, wie wir schon 1970 nachweisen konnten [9]. Unter dem fehlenden trophischen Stimulus bildet sich die Belegzellmasse in der Magenkorpusschleimhaut zurück [10].

Daß bei dem gesamten Vorgang der Helicobacter pylori kein assoziierter sondern ein induzierender Keim ist [4], konnte inzwischen aus zahlreichen epidemiologischen Untersuchungen, Selbstversuchen, lokaler und systemischer Immunreaktion und elektronenmikroskopischen Untersuchungen abgeleitet werden.

Unabhängig von diesen Erkenntnissen ist das schon vor Jahrzehnten beschriebene Beschwerdebild unverändert [1]. Völlegefühl, Blähneigung, Fett-, Alkohol-, Nikotin- und Gewürzunverträglichkeit sowie epigastrisches Druckgefühl sind die Hauptsymptome. Sie kommen jedoch nur bei einem Teil der infizierten Patienten vor und sind bei einer Patientengruppe mit normaler Schleimhaut nahezu ebenso oft vorhanden. Hierzu sind jedoch in den nächsten Jahren bessere Aussagen zu erwarten.

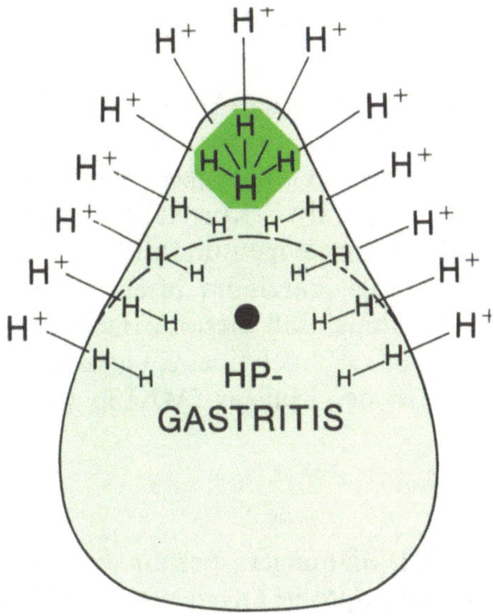

Abb. 2.7: Schematische Darstellung der Rückdiffusion von H^+-Ionen („Versickern des Säurewasserfalls") an der Grenze zwischen der normalen Korpusschleimhaut und der entzündlich veränderten Antrumschleimhaut. Die H^+-Ionen-Belastung im Bereich der die kleine Kurvatur hinaufreichenden Antrumzunge ist höher als in den anderen Grenzgebieten. Das könnte u. a. die bevorzugte Lage der chronischen Magengeschwüre entlang der kleinen Kurvatur erklären.

Als Folgeerkrankungen kommen häufiger Ulcera duodeni, präpylorische Ulzera und Ulcera ventriculi vor. Während Ulcera duodeni in befallenen inkompletten gastralen Metaplasien des Bulbus duodeni auftreten, legt die Grenze zwischen der entzündlich veränderten Antrumschleimhaut und der gesunden Korpusschleimhaut die Lage des Magengeschwürs im Bereich der kleinen Kurvatur fest. Die Grenze wandert von Rezidiv zu Rezidiv kardiawärts. Da sie im Bereich der kleinen Kurvatur einen zungenförmigen Ausläufer aufweist, der bei der Rückdiffusion der H-Ionen („Versickern des Säurewasserfalls") (Abb. 2.7) von allen Begrenzungen her belastet wird, liegt bei Helicobacter pylori-Befall ein Locus resistentiae minoris vor, der der Säure „die Pforten öffnet" [10].

Alleinige Ursache für die Ulkusentstehung kann die HP-Gastritis jedoch nicht sein, da die meisten Patienten mit dieser Veränderung kein Magengeschwür bekommen. Das Fortschreiten der HP-Gastritis in die subkardiale Region beansprucht Monate bis Jahre. Eine Achlorhydrie oder gar perniziöse Anämie bildet sich jedoch in der Regel nicht aus.

Den gleichen Entzündungsweg findet man auch bei Patienten bei BI- oder BII-Magenresektion. Die entzündlichen Veränderungen bilden sich in Abhängigkeit von Grad und Aktivität der HP-Gastritis *vor* der Operation aus, gleichgültig, welcher Operationsmodus gewählt wurde.

Nach unseren Untersuchungen kommen Belegzell-Antikörper seltener als in der Normalbevölkerung vor [8]. Zwischen der Stärke der entzündlichen Veränderungen der Antrumschleimhaut und der Häufigkeit der Belegzell-Antikörper besteht eine bisher ungeklärte negative Korrelation. Das häufigere Vorkommen von Karzinomen im Resektionsmagen und die Feststellung, daß in Japan die HP-Gastritis und das Magenkarzinom öfters auftreten als in anderen Ländern, unterstützt die Annahme, daß diese Form der chronischen Gastritis eine Präkanzerose darstellt [16, 17]. Auch über ein gehäuftes Vorkommen von primären B-Zell-Lymphomen des Magens (MALT) wurde bei der HP-Gastritis unlängst berichtet [11].

2.2.4.2 Autoimmungastritis

Bei dieser Gastritis werden Völlegefühl, Blähungen, Fettunverträglichkeit und Druckgefühl im Epigastrium als Hauptsymptome angegeben. Sie kommen auch hier nur bei der Hälfte der Patienten vor. Hepatogastroenterologische Begleiterkrankungen sind nicht bewiesen, lediglich endokrinologisch-immunologische Krankheitsbilder wie Hypo- und Hyperthyreose, Hashimoto-Thyreoiditis, Insulinmangel-Diabetes, Morbus Addison und Hyperparathyreoidismus kommen gesichert häufiger gleichzeitig vor. Funktionsausfälle und Folgeerkrankungen sind nach 30–40jährigem Verlauf die Achylie und Jahre nach Sistieren der Intrinsicfaktor-Bildung die perniziöse Anämie. Nach früheren Untersuchungen treten Magenkarzinome signifikant häufiger auf. Neuere endoskopisch kontrollierte Verlaufsstudien konnten diesen Sachverhalt jedoch nicht ausreichend gut belegen. Belegzell-Antikörper, die in nur etwa 50% vorhanden sind, beschleunigen entweder den Verlauf oder verschwinden aus unbekannter Ursache bei Fortschreiten der Erkrankung. Die Häufigkeit des Vorkommens der Autoimmungastritis wird mit etwa 6% beschrieben [1]. Dieser Prozentsatz steigt auf 12% bei Verwandten I. Grades erkrankter Patienten an. Frauen werden häufiger betroffen. Die erbliche Prädisposition ist multifaktoriell. Das HLA B7 kommt mit 45% signifikant häufiger vor, besitzt aber keine diagnostische Aussage [12]. Patienten mit Autoimmungastritis werden wegen des noch nicht ausreichend widerlegten Verdachtes der erhöhten Magenkarzinom-Rate und deren Verwandten I. Grades einer Risikogruppe zugeordnet. Auf die Entwicklung multipler Karzinoide muß bei endoskopischen Kontrolluntersuchungen geachtet werden.

Ein Screening-Test zur Selektion dieser Patienten ist bisher nicht bekannt. Die Gastroskopie mit Biopsie und Magensekretionsanalyse haben die höchste Aussagekraft [6]. Es folgen mit 83% die radioimmunologische Gastrin-, mit 65% die Belegzell-Antikörper-, mit 22% die Intrinsic-Faktor-Antikörper- und mit

17% die Serum-Vitamin B_{12}-Bestimmung [1]. Bei Feststellung einer Autoimmungastritis sind jährliche gastroskopische Kontrollen angebracht.

Neben dieser klinischen Bedeutung besitzt die Autoimmungastritis den Wert eines naturgegebenen Modells zum Studium der Gastrinfreisetzung [6]. Eine Störung des Säure-Rückkopplungsmechanismus, d. h., eine ständige Verschiebung des Ruhe-pH-Wertes zu neutralen Bereichen hin, tritt bei einer maximalen stündlichen Säuresekretionsleistung unter 2,5 mval ein [6]. Die hierbei beobachtete Erhöhung der Gastrinfreisetzung ist an eine nicht entzündlich veränderte Antrumschleimhaut gebunden. Liegt eine zusätzliche Helicobacter pylori-induzierte entzündliche Veränderung der Antrumschleimhaut vor, die mehr als die Hälfte der Antrumfläche ausmacht, so wird bei einem pH-Wert von über 5 keine vermehrte Gastrinfreisetzung beobachtet [6]. Bei nicht entzündlich veränderter Antrumschleimhaut und Achlorhydrie können Werte von über 3000 pg/ml (Norm 70 pg/ml) Gastrin im Serum vorkommen. Wird bei diesen Patienten die Antrumschleimhaut durch einen implantierten Ballon gedehnt, so kommt es zu einer weiteren Stimulation der Gastrinfreisetzung, so daß angenommen werden kann, daß ein hoher pH-Wert noch keinen maximalen Stimulus ausübt.

Die Atrophie bei der Autoimmungastritis betrifft gezielt die Belegzellen der Schleimhaut. Wie von uns durchgeführte umfangreiche Untersuchungen an der Adenylatcyclaseaktivität entsprechender Schleimhautbiopsien aus atrophischer Korpusschleimhaut zeigen, verschwindet nur die histaminsensitive Adenylatcyclase. Die Aktivitäten unter Somatostatin, VIP, Adrenalin, Pentagastrin, Sekretin und PGE_2 bleiben im Vergleich zu einer normalen Schleimhaut unverändert und zeigen an, daß sie in Nicht-Parietalzellen, insbesondere in Haupt- und Deckepithelzellen liegen [13].

2.2.5 Therapiemöglichkeiten

Entsprechend der Einteilung nach der Ätiopathogenese der Gastritis ist eine gezielte Therapie erstrebenswert und bei der HP-Gastritis nach den derzeitig vorliegenden Untersuchungen auch sinnvoll.

2.2.5.1 HP-Gastritis

Bei dieser Gastritisform war vor der Entdeckung der Bedeutung des Helicobacter pylori ein therapeutischer Nihilismus vorhanden. Einzelne nicht randomisierte und nicht doppelblind durchgeführte Untersuchungen der 70er und 80er Jahre haben ergeben, daß weder Antazida noch H_2-Rezeptoren-Antagonisten auf die entzündlichen Veränderungen einen positiven Einfluß ausübten [1].

Tabelle 2.2: Beziehungen zwischen Helicobacter pylori (HP)-Besiedlung sowie Aktivität und Grad der Gastritis (n = 6.800)

Gastritis	Grad	Aktivität	HP-Dichte (I – III)
Typ B, Antrum	+++	+++	+++
Korpus	++	++	+++
Therapie: W, AnB	+▼	+++▼	+++▼
H_2B, AnA	–	–	–
Typ A, C	+++	–	–
Riesenfalten, Erosionen	+++	+++	+++

Grad: Lymphozyten- und Plasmazellen-Anzahl
Aktivität: Neutrophile Granulozyten-Zahl
W: Wismut, AnB: Antibiotika, H_2B: H_2-Blocker, AnA: Antazida
+, ++, +++: Schweregrade
▼: Rückgang von Schweregrad, Aktivität und HP-Dichte unter Therapie
(Quelle: Stolte [10])

Erst die in den letzten Jahren publizierten Studien von Bosseckert [14], Malfertheiner [15]., Stadelmann [18] und Stolte [4] zeigten unter der Anwendung von Wismut-Präparaten eine Verbesserung der histologischen Befunde, die mit dem Eradikationsgrad des Helicobacter pylori korrelierte. Gleichzeitig verbesserten sich auch die Symptome [14].

Alle Untersuchungen wurden in Form von offenen Studien durchgeführt, da eine Doppelblinduntersuchung gegen Plazebo oder anderen Medikamenten allein durch die Schwarzfärbung des Stuhles infolge der Wismut-Therapie nicht möglich war. Erstmals wurde bei diesen Untersuchungen auch der Grad der Entzündung und die Aktivität in Relation mit der Helicobacter pylori-Dichte in drei verschiedenen Schweregraden berücksichtigt (Tabelle 2.2) [4]. Allein schon aus diesem Grund ist ein Vergleich mit den früher durchgeführten Studien mit Antazida und H_2-Rezeptoren-Antagonisten nicht möglich. Bei diesen wurde in der Regel noch die alte Gastritis-Klassifikation nach Oberflächengastritis und atrophischer Gastritis herangezogen.

Bosseckert konnte unlängst zeigen, daß bei einer Multizenterstudie an 378 Patienten die dyspeptischen Beschwerden als auch der Grad der Entzündung und die Aktivität nach erfolgreicher Akuttherapie mit Wismutsubsalizylat (1. Woche 3 × 900 mg, 2.–4. Woche 3 × 300 mg und in einem Teil der Patienten für weitere 4 Wochen 1 × 300 mg zurückgingen und in den darauffolgenden 8 Monaten nahezu Beschwerdefreiheit eintrat. Auch die Suppression des Keims hielt länger an.

Tabelle 2.3: Therapeutische Möglichkeiten bei der Helicobacter-induzierten Gastritis

	Beseitigung der Beschwerden	Längere Rezidiv- u. Beschwerdefreiheit	Wirksam gegen Helicobacter pylori
Antazida (z. B. Talcid®)	+	?	(+)
Wismut	+	+	+
H_2-Antagonisten	+	−	−
Prokinetika	+	−	−

Sie betrug jedoch nach 8 Monaten nur noch 20%. Bereits eine temporäre Elimination des Keimes hatte eine längere symptomatische Rezidivfreiheit zur Folge. Unter zusätzlicher Verabreichung von Metronidazol (3 × 400 mg/die) und/oder Amoricillin (3–4 × 1 g/die) für ~ 14 Tage soll die Eradikationsrate weiter ansteigen. Omeprazol hemmt die Bikarbonatsekretion und nimmt dadurch dem Keim sein biologisches Milieu.

Tabelle 2.3 gibt eine Zusammenfassung der therapeutischen Möglichkeiten bei der HP-induzierten Gastritis.

2.2.5.2 Isolierte Korpusgastritis (Autoimmungastritis)

Eine kausale Behandlung dieser Gastritisform ist nicht bekannt. In früheren Arbeiten konnte gezeigt werden, daß eine vorübergehende Kortikosteroidtherapie eine Besserung des histologischen Befundes herbeiführte [1].

Um die Symptome bei dieser Gastritis zu bessern, greift man zu Pankreasfermenten in ausreichender Dosierung (z. B. 3 × 2 Kapseln Kreon®, Pankreon® forte).

In einzelnen nicht kontrollierten, an kleinen Patientenzahlen durchgeführten Untersuchungen wurde eine Besserung der Beschwerden auch durch Antazida-Gabe festgestellt [1, 8]. Offensichtlich ist hier das Gallensäurebindungsvermögen der Antazida (z. B. Talcid®) der wesentliche therapeutische Effekt. Des weiteren erschöpft sich die Therapie in der Verhütung der perniziösen Anämie und der funiculären Myelose durch Vitamin B_{12}-Gaben (z. B. Cytobion 1000 µg i. m. jede 3. Woche).

2.2.5.3 Chemische Gastritis (Typ C)

Therapeutische Studien bei diesem Gastritis-Typ sind nicht bekannt. Bei der durch Gallenreflux hervorgerufenen Entzündung der Antrumschleimhaut sind von dem logischen Konzept her Antazida und Sucralfat angebracht. Bei der durch NSAR induzierten Gastritis dürften ebenfalls Antazida (z. B. Talcid®) und Prostaglandinderivate sinnvoll sein.

Untersuchungen, die doppelblind durchgeführt wurden und eine einheitliche Graduierung der Gastritis-Schweregrade beinhalten, sind auch hier nicht bekannt.

2.2.5.4 Stufentherapie der Gastritis

Die Therapieempfehlungen zur Gastritis lassen sich zu folgendem Stufentherapie-Schema zusammenfassen (Abb. 2.8):

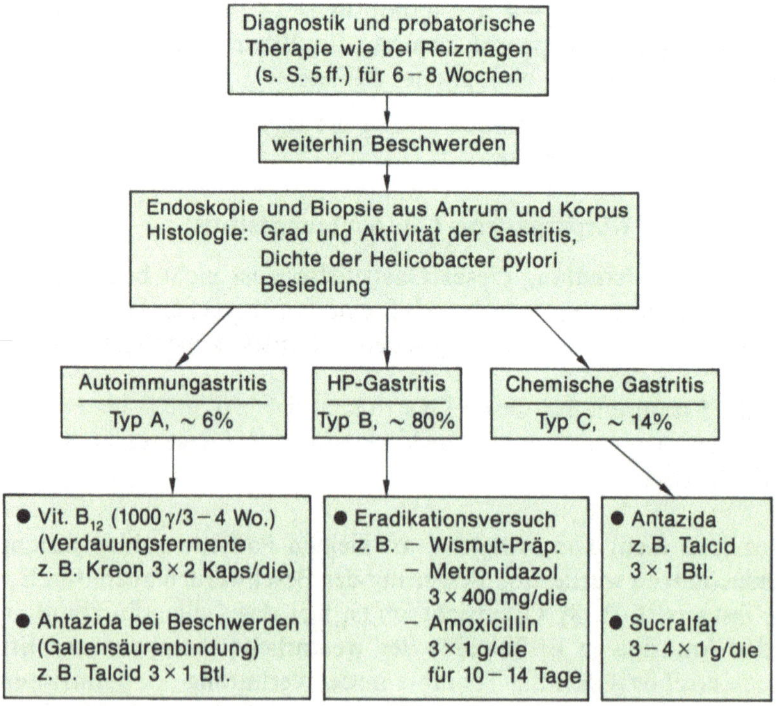

Abb. 2.8: Stufentherapie der Gastritis.

2.2.5.5 Offene Fragen

Da zwischen Beschwerden und Schweregrad der Gastritisformen ein recht lockerer Zusammenhang besteht und die wesentliche Folge einer HP-Gastritis die Ulcus duodeni- und Ulcus ventriculi-Krankheit, mehr und mehr aber auch das Magenkarzinom und das B-Zell-Lymphom (MALT) des Magens darstellen, werden in Zukunft nachfolgende Fragen beantwortet werden müssen:

1. Senkt die HP-Gastritis-Behandlung mit Reduktion oder Eradikation des Keimes die Ulkushäufigkeit an sich?
2. Können die bisher vorliegenden Ergebnisse erhärtet werden, die darauf hinweisen, daß die HP-Gastritis-Therapie die Rezidivhäufigkeit von Ulcera duodeni und Ulcera ventriculi senkt? Zur Zeit sieht es so aus, daß nach einer vollkommenen Eradikation Rezidive erst nach einer Neuinfektion auftreten.
3. Kann mit einer konsequenten HP-Eradikation die Karzinomrate und auch die Häufigkeit von MALT-Lymphomen im Magen gesenkt werden und trifft das auch für den Restmagen nach Magenresektion zu?
4. Ist bei Patienten aus Magenkrebsfamilien und gleichzeitigem Vorkommen des Helicobacter eine Risikogruppe definiert, bei der der HP unbedingt eradikiert werden muß?

Alle Punkte stehen und fallen mit der therapeutischen Möglichkeit, den HP zu eradikieren. Eine effektive und akzeptable Therapieform ist bisher noch nicht gefunden worden. Weltweit wird daran gearbeitet, eine aktive Impfung gegen den HP zu finden. Einige Autoren sind der Meinung, daß durch eine effektive Impfung Erkrankungen, wie die Gastritis, das Ulcus duodeni und Ulcus ventriculi aber auch das Magenkarzinom und Lymphom in die Geschichtsbücher der Medizin abwandern werden.

Literatur

[1] Miederer, S. E., H. Lindstaedt, R. Mayershofer et al: Die Gastritis: Verlegenheitsdiagnose oder akademisches Interesse? Deutsches Ärzteblatt *76* (1979) 3297–3304.
[2] Misiewicz, J. J., G. N. J. Tytgat, L. S. Goddwin et al.: The Sydney System: a new Classification of Gastritis. World Congr. Gastroent. (1990) Report, 1–10.
[3] Correa, P.: The epidemiology and pathogenesic of chronic gastritis: three etiologic entities. Front. Gastrointest. Res. *6* (1980) 98–108.
[4] Stolte, M., S. Eidt, M. Ritter et al.: Campylobakter pylori and Gastritis. Assoziation oder Induktion? Pathologe *10* (1989) 21–26.
[5] Henning, N.: Die Entzündung des Magens. Ambrosius Barth, Leipzig 1934.
[6] Miederer, S. E.: Die Histotopographie der Magenschleimhaut: Endoskopisch-bioptische Untersuchungen und Funktion. Thieme, Stuttgart 1977.
[7] Stolte, M.: A Critical look at the Sydney Classification of Gastritis. Endoscopy *23* (1991) 289–290.
[8] Miederer, S. E., A. Löffler, O. Stadelmann et al.: Are there Two Types of Chronic Gastritis Only? Proc. 5th Asian Pacific Congr. Gastroent., pp. 795–798, Singapore 1976.

[9] Miederer, S. E., F. Paul, O. Stadelmann et al.: Pylorokardiale Expansion der Gastritis: Bioptische und funktionelle Untersuchungen. Endoscopy *1* (1969) 169–173.
[10] Stolte, M., S. Eidt, A. Ohnsmann: Differences in Helicobacter pylori associated Gastritis in the antrum and body of the stomach. Z. Gastroenterol. *28* (1990) 229–233.
[11] Wotherspoon, A. C., C. Ortiz-Hidalgo, M. R. Falzon et al.: Helicobacter pylori-associated gastritis and primary B-cell Gastric lymphoma. Lancet *338* (1991) 1175–1176.
[12] Miederer, S. E., A. Löffler, H. Lindstaedt et al.: HL-A Verteilung bei isolierter Korpusatrophie. Verh. Dtsch. Ges. Inn. Med. *84* (1978) 982–984.
[13] Miederer, S. E., M. Becker: Die Adenylatzyklase in der Korpusschleimhaut des Menschen bei Achlorhydrie: Beeinflussung durch Histamin, Adrenalin, Pentagastrin, Prostaglandin E_1 and VIP. Verh. Dtsch. Ges. Inn. Med. *87* (1981) 826–831.
[14] Bosseckert, H.: Therapie der Gastritis mit Wismutsubsalicylat senkt Rezidivraten. IV. Workshop Gastroduodenal Pathology and Helicobacter Pylori, Bologna 1991 Abstr.
[15] Malfertheiner, P., A. Stanescu, K. Baczako et al.: Chronic erosive gastritis – a therapeutic approach with Bismuth. Scand. J. Gastroenterol. *23* (1988) (Suppl. 142) 87–92.
[16] Nomura, A., G. N. Stemmermann, P.-M. Chyon et al: Helicobacter pylori infection and gastric carcinoma among Japanese Americans in Hawaii. N. Engl. J. Med. *325* (1991) 1132–1136.
[17] Parsonnet, J., G. D. Friedmann, D. P. Vandersteen et al.: Helicobacter pylori infection and the risk of gastric carcinoma. N. Engl. J. Med. *325* (1991) 1127–1131.
[18] Stadelmann, O. et al.: WIGA-Studie, in Vorbereitung.

3 Medikamentös induzierte Läsionen von Magen und Duodenum

W. Kurtz

3.1 Einleitung

Die verschiedensten Medikamente können Beschwerden im oberen Gastrointestinaltrakt verursachen (Tabelle 3.1).

Diese Beschwerden können entweder bei Schluckverzögerung im Ösophagus durch direkten Kontakt verursacht werden oder nach Auflösung des Wirkstoffs im Magen oder Duodenum.

Im Ösophagus kann fast jede Tablette Läsionen hervorrufen. Typische Symptome sind der plötzlich einsetzende Dauerschmerz, besonders bei nächtlichem Beginn. Hier muß differentialdiagnostisch ein Myokardinfarkt ausgeschlossen werden. Anamnese und Ösophagoskopie klären Ursache und Ausmaß der Läsion rasch auf [1]. Um diese Beschwerden zu vermeiden, sollten Medikamente stets in aufrechter Position zusammen mit etwas Flüssigkeit (mindestens 100 ml) eingenommen werden. Besonders bei Schluckstörungen sind, wenn möglich, flüssige Präparate zu bevorzugen.

Tabelle 3.1: Arzneimittel, die Oberbauchbeschwerden bewirken können

Medikamentengruppe	Medikament
Antibiotika	Erythromycin, Tetrazykline, andere Antibiotika
Herz-/Kreislaufmedikamente	Ethacrynsäure, Reserpin
Chemotherapeutika	Fluorouracil
Schmerzmittel, Entzündungshemmer	NSAR, z. B. Azetylsalizylsäure (Steroide?)
Varia	Eisenpräparate Kaliumpräparate

3.2 Gastroduodenale Läsionen durch nichtsteroidale Antirheumatika

In der Verursachung von Magenbeschwerden, Erosionen und Ulzera wurden vor allem Azetylsalizylsäure und andere nicht-steroidale Antirheumatika (NSAR) angeschuldigt. Seit Beginn der Azetylsalizylsäureära um 1900 häuften sich die Meldungen über Magenbluten, Ulzerationen und andere Nebenwirkungen dieser Substanz, anderen nicht-steroidalen Antirheumatika werden ähnliche, allerdings weniger ausgeprägte Nebenwirkungen angelastet. Nebenwirkungen von nicht-steriodalen Antirheumatika werden häufiger gemeldet als die Nebenwirkungen irgendeiner anderen Behandlungsform [2, 3].

3.2.1 Experimentelle Daten

Ulzera oder Erosionen lassen sich mit NSAR bei Versuchstieren vergleichsweise leicht zeugen, aber die notwendigen Dosen sind recht hoch, und Häufigkeit und Sitz der Läsionen können von den Versuchsbedingungen abhängen. Oft wurde die Modellsubstanz Azetylsalizylsäure (ASS) als Vergleich verwandt, die Schäden durch ASS waren meist ausgeprägter [4–6]. Daraus wurde die Schlußfolgerung gezogen, daß die übrigen NSAR sicherer seien als ASS [7].

Verschiedene endoskopisch kontrollierte Studien am Menschen haben ebenfalls Erosionen oder Ulzerationen durch NSAR gezeigt. Diese Studien, die meist an jüngeren Probanden durchgeführt wurden, zeigen aber nicht notwendigerweise die Risiken für ältere Menschen auf, die wahrscheinlich die größte Risikogruppe für Nebenwirkungen von NSAR darstellen [2, 3].

3.2.2 Epidemiologische Daten

Die Oberbauchbeschwerden unter NSAR umfassen epigastrische Schmerzen, retrosternales Brennen, Sodbrennen, Übelkeit und Erbrechen. Daten über diese Beschwerden unter NSAR zeigen eine große Variabilität auf [2]. Eine Zusammenfassung der Häufigkeit von Oberbauchbeschwerden unter verschiedenen NSAR findet sich in Tabelle 3.2.

3.2.2.1 Ulkus-Prävalenz

Bei einer Normalbevölkerung ist die Prävalenz des Magenulkus 0,28%, bei Rheumapatienten unter Antirheumatika etwa 13%, d. h. um das 46fache erhöht (Metaanalyse aus 21 Studien [9]). Die Prävalenz des Duodenalulkus in einer Normalbevölkerung beträgt 1,4%, unter Antirheumatika-Therapie etwa 11%, dies entspricht einem 8-fachen relativen Risiko. Wenn nicht-steroidale Antirheumatika also die Ursache dieser Ulzera sind, dann bewirken sie 6 mal häufiger Magenulzera als Duodenalulzera.

Tabelle 3.2: Häufigkeit von Oberbauchbeschwerden unter Langzeittherapie mit verschiedenen NSAR (nach Rainsford [8])

Medikament	Prozentsatz von Patienten mit Abdominalbeschwerden	Anzahl der Patienten
ASS	22–49	2430
Ibuprofen	15–17	757
Indometacin	19–39	2920
Ketoprofen	14	1997
Naproxen	7	1049
Piroxicam	44	991
Fenoprofen	89	107

Probleme bei solchen Schlußfolgerungen sind jedoch unter anderem, daß Duodenalulzera in der Allgemeinbevölkerung recht häufig sind, chronisch rezidivieren und oft auch asymptomatische Rezidive haben. Sie könnten mit dem Krankheitsstreß selbst im Zusammenhang stehen oder auch durch ganz andere zwischenzeitlich eingetretene Faktoren verursacht sein.

Auch Studien an Ulkuspatienten, die nicht-steroidale Antirheumatika einnahmen, weisen deutlich auf das erhöhte Ulkusrisiko unter NSAR hin [10, 11].

Für ASS scheint das Risiko, ein Magenulkus zu entwickeln, dosisabhängig zu sein. Bei weniger als 14 Tabletten pro Woche fand sich kein erhöhtes Ulkusrisiko, bei Einnahme von mehr als 22 Tabletten pro Woche erreichte das Risiko statistische Signifikanz [12].

Möglicherweise ist auch die ulzerogene Wirkung anderer NSAR dosisabhängig, bewiesen ist es jedoch nur für die akuten Läsionen durch Ibuprofen oder für das Blutungsrisiko unter manchen NSAR [13].

Weniger eindeutig ist die Datenlage beim Duodenalulkus. Es gibt bisher wenige epidemiologische Hinweise darauf, daß ASS oder andere NSAR eine wesentliche Häufung von Duodenalulzera verursachen.

3.2.2.2 Inzidenz-Studien

In einer endoskopisch kontrollierten Studie an 249 Patienten mit Arthritis [14] hatten 31% der Patienten nach 3–12 monatiger Behandlung mit NSAR gastroduodenale Läsionen entwickelt. 11 der 24 Patienten, die bei Studienbeginn abgeheilte Ulzera hatten, erlitten ein Ulkusrezidiv. Endoskopische Befunde und klinische Beschwerden divergierten stark: 21% der Patienten mit dyspeptischen Beschwerden hatten keine Schleimhautschädigung, 41% der Patienten mit Erosionen waren asymptomatisch. Es fand sich auch eine gewisse Abhängigkeit von der Anzahl der eingenommenen Antirheumatika. Bei einem NSAR war die Inzidenz 23%, bei Patienten mit 2 oder mehr Medikamenten betrug sie 51%. In einer prospektiven Studien an 20 Freiwilligen, die 4 × 650 mg ASS über 20 Wochen einnahmen, entwickelten 11 von 20 (55%) Magenulzera und 8 von 20 (40%) Duodenalulzera, die meisten zudem Erosionen [15].

Die Entwicklung neuerer NSAR ging zu weniger Nebenwirkungen hin. Neuere NSAR wie Acemetacin [38], Ketoprofen oder Naproxen [8] scheinen weniger gastrointestinale Nebenwirkungen zu verursachen als z. B. Indometazin. Wahrscheinlich bewirkt aber die Kombinationstherapie mit Steroiden ein deutlich erhöhtes Ulkusrisiko, während Kortikosteroide allein nicht sicher ulzerogen sind. Zusammenfassend scheint das Ulkusrisiko unter NSAR mindestens um den Faktor 2–4 erhöht zu sein (Tabelle 3.3).

Tabelle 3.3: Ulkushäufung unter NSAR-Langzeitgabe

Lokalisation	Studie	rel. Risiko
Magen	Duggan et al. [16]	5,0
	McIntosh et al. [17]	4,7
Duodenum	Duggan et al. [16]	1,1

3.2.3 *Gastrointestinale Komplikationen*

Für England wurde die Zahl von etwa 2000 Gastrointestinalblutungen jährlich bei Patienten über 60 Jahren mit etwa 11 Millionen Verschreibungen von NSAR korreliert. Nimmt man jeweils Verschreibungen von einem Monat an, so würde dies eine Blutung pro 5500 Personen/Monaten mit NSAR Behandlung bedeuten, ein recht kleines Risiko [18]. Für Patienten unter 60 Jahre wird nur pro etwa 20000 Verordnungen von NSAR eine solche Komplikation erwartet. Die Schätzungen über Ulkustodesfälle variieren deutlich. Zwischen 300 und 4000 Todesfälle pro Jahr wurden in England als NSAR-assoziiert vermutet, dies würde also bis zu 90% der gesamten Ulkustodesfälle bedeuten. Manche Autoren zogen diese Zahlen allerdings in Zweifel.

Aus neueren Studien scheint sich auch für die Häufung der Ulkuskomplikationen unter NSAR ein Faktor zwischen 2 und 4 zu finden (Tabelle 3.4).

3.2.4 *Charakteristika der NSAR-induzierten peptischen Läsionen*

Ösophagitis und Ulzerationen am gastroösophagealen Übergang werden häufig bei Patienten mit NSAR-Einnahme gefunden. Hier ist an direkte schädigende

Tabelle 3.4: Häufung von Ulkuskomplikationen unter langfristiger NSAR-Therapie

Komplikationen	Studie	rel. Risiko
Blutung	Sommerville et al. [18]	3.8
	Carson et al. [13]	1,5
Perforation	Jick et al. [19]	1,6
Tod	Griffin et al. [20]	4,7

Tabelle 3.5: Häufiger beschriebene Unterschiede zwischen peptischem und NSAR-Ulkus

	Peptisches Ulkus	NSAR-Ulkus
Anzahl	singulär	multipel
Form	rund, tief	bizarr, flach
Randwall	vorhanden	kein Randwall
Heilungsstadium	Gefäßinj. im Rand, Narben	keine Narben
Lokalisation	Duodenum (+ Magen)	Magen
Symptomatik	Schmerz	Blutung
Helicobacter pylori	Assoz. (?)	keine Assoz.

Effekte zu denken, wenn die Medikamentenpassage durch die Speiseröhre gestört ist, vor allem bei Einnahme mit zuwenig Flüssigkeit.

Erosionen betreffen gewöhnlich Antrum, Korpus und Fundus, gehäuft finden sie sich an der großen Kurvatur. NSAR-bedingte Magenulzera treten gewöhnlich im Antrum auf, besonders im Pylorus, Duodenalulzera finden sich im oberen Teil des Duodenums und werden anscheinend nicht so häufig durch NSAR bewirkt (siehe Tabelle 3.3). Ulzera unter NSAR bereiten relativ häufig keine klinischen Beschwerden [21]. Möglicherweise ist hierbei von Bedeutung, daß der analgetische Effekt der NSAR auch die Ulkusschmerzen lindert, oder daß Arthritispatienten einen höheren Leidensdruck gewöhnt sind. Entgegen früheren Vermutungen scheinen asymptomatische Ulzera nicht mit besonders hohem Nebenwirkungsrisiko behaftet [22].

NSAR-Ulzera scheinen sich nicht nur in der Pathogenese, sondern auch morphologisch von peptischen Ulzera zu unterscheiden. Sie sind häufig multipel, bizarr geformt, und haben keinen Randwall. Auch die Assoziation zu Helicobacter pylori scheint seltener zu sein (Tabelle 3.5).

Ein besonderes Risiko für NSAR-Läsionen findet sich bei älteren Patienten, bei hohen Medikamentendosierungen oder Kombination mit Steroiden, bei Patienten mit Ulkusanamnese und bei Rauchern (Tabelle 3.6).

Tabelle 3.6: Risikofaktoren für Schleimhautläsionen unter NSAR

- ältere Patienten (über 60 Jahre), besonders Frauen
- Ulkusanamnese
- blutende Erosionen oder Ulzera unter NSAR
- Raucher
- schwere Begleiterkrankung
- floride rezidivierende Ulkuserkrankungen
- Komplikationen der Ulkuserkrankung
- langdauernde NSAR-Therapie
- hochdosierte NSAR-Therapie
- Kombination von NSAR mit Steroiden

3.3 Diagnostik der NSAR-induzierten Läsionen

Treten unter längerfristiger NSAR-Gabe Oberbauchbeschwerden ein, so sollten diese endoskopisch abgeklärt werden. Gelegentlich ist aber auch der Teerstuhl Anlaß zur Ösophago-Gastro-Duodenoskopie, da das erste Symptom der NSAR-indizierten Ulzera häufiger die Blutung ist.

3.4 Therapie der NSAR-induzierten Läsionen

Die Pathogenese von Mukosaschäden durch nicht-steroidale Antirheumatika unterscheidet sich von der Pathogenese des peptischen Ulkus. Die Wirksamheit von Ulkustherapeutika in Behandlung oder Prävention von NSAR-Schäden kann deshalb nicht a priori angenommen werden. Innerhalb der NSAR-Gruppe gibt es zudem gewisse Unterschiede der Schädigungsmechanismen zwischen ASS und den anderen NSAR. Die Schädigungsmechanismen der ASS hängen zum Teil von der Magensäure ab. Deshalb lassen sich auch Akutversuche mit ASS nicht ohne weiteres auf chronische Behandlung mit anderen NSAR übertragen. Zu berücksichtigen sind zudem zwei verschiedene Schädigungstypen, ein früheinsetzender Schädigungstyp mit Erosionen, wie er typischerweise für die ASS nachgewiesen wurde, sowie der später (erst nach einigen Wochen) einsetzende Schädigungstyp der Ulzera.

Wird die NSAR-Gabe beendet, so heilen Schleimhautläsionen spontan ab. Ulkustherapeutika können diesen Heilungsprozeß beschleunigen.

3.4.1 Ulkusheilung unter fortgesetzter NSAR-Therapie

Auch unter fortgesetzter NSAR-Therapie können Ulzera in 40–60% der Fälle spontan abheilen [23]. Eine – allerdings nicht Plazebo-kontrollierte – Studie weist auf die zusätzlich heilende Wirkung von Antazida hin. Nach der recht langen Zeit von 6 Monaten waren 21 (9 Magenulzera, 12 Duodenalulzera) Ulkuspatienten geheilt. Bei 5 Patienten (4 Magenulzera, 1 Duodenalulkus) bestand die Schleimhautläsion fort [24]. Sucralfat war bei Magenläsionen nicht antiulzerös wirksam [25], scheint jedoch bei Duodenalulzera unter fortgesetzter NSAR-Gabe wirksam zu sein [26].

H_2-Blocker (Cimetidin, Ranitidin) bewirken ein beschleunigtes Abheilen von Schleimhautläsionen auch bei Fortführung der NSAR-Therapie [26].

Die Heilungstendenz scheint hierbei wesentlich von der Größe des Ulkus abzuhängen, kleinere Ulzera heilen deutlich besser. Unter Prostaglandinen (Misoprostol [27, 28], Enprostil [29]) und Omeprazol [30] heilen Ulzera und Erosionen des Magens deutlich schneller ab.

3.4.2 Symptomatische Therapie unter NSAR-Behandlung

Zur Therapie dyspeptischer Beschwerden unter NSAR-Behandlung ohne Nachweis von Schleimhautläsionen liefern die vorhandenen Studien keine hinreichenden Daten. Hier erfolgt die Therapie empirisch mit Antazida, H_2-Antagonisten oder Prokinetika entsprechend der beim Reizmagen üblichen Verfahrensweise.

3.4.3 Prophylaxe von Mukosaschädigungen durch NSAR

Zur Prophylaxe der Mukosaschädigung durch NSAR liegen Studien mit H_2-Blockern sowie mit Prostaglandinen vor. Im Akutversuch minderte Cimetidin (4 × 200 mg) ASS-induzierte Ulzera oder Erosionen [31]. In Langzeit-Studien (3 bzw. 10 Monate) konnte Cimetidin aber nicht vor Magen- oder Duodenalulzera schützen [32, 33].

Ebenso wie Cimetidin kann auch Ranitidin in kurzfristigen Studien die ASS-induzierten Läsionen im oberen Magen-Darm-Trakt signifikant mindern [34]. In einer 8-wöchigen Studie an 119 Rheumapatienten konnte Ranitidin [2 × 150 mg] im Vergleich zu Plazebo nur die Duodenalläsionen signifikant mindern, nicht aber die Schleimhautschäden im Magen [35]. Ob ähnlich wie Ranitidin auch Omeprazol NSAR-bedingte Schäden am Duodenum verhindern kann, ist in diesem Zusammenhang nur in Parenthesen zu erwägen, da es für die Langzeit-Therapie nicht zugelassen ist.

Die beeindruckensten Erfolge für die Prävention von Mukosaschäden durch NSAR finden sich für Prostaglandine. Unter Co-Medikation mit Misoprostol ließen sich ASS-bedingte Schleimhautschäden in Magen und Duodenum verhindern. In einer über 3-monatigen Studien an 420 Patienten unter NSAR-Therapie [36] senkte die Gabe von 4 × 100 µg Misoprostol die Häufigkeit der Magenulzera von 21 auf 5,6%, unter 4 × 200 µg pro die sogar auf 1,4%.

Duodenalulzera waren zu selten, um eine sichere Aussage zu erlauben. Erosionen und Ulzera im oberen Gastrointestinaltrakt waren unter einem fixen Kombinationspräparat von Diclofenac (50 mg) und Misoprostol (200 µg) seltener als unter Diclofenac alleine zu beobachten. Auch Enoprostil konnte bei gleichzeitiger NSAR-Gabe über 9 Wochen Magen- und Duodenalulzera wirksam verhindern [29].

Misoprostol ist somit das einzige derzeit verfügbare Therapieprinzip, mit dem Magenschleimhautläsionen bei gleichzeitiger NSAR-Gabe sicher verhindert werden können. Die Duodenalschleimhaut schützt Misoprostol ebenso gut wie der H_2-Blocker Ranitidin.

Es darf allerdings nicht übersehen werden, daß Prostaglandine auch *Nebenwirkungen* am Magen-Darm-Trakt besitzen, vor allem Blähgefühl, Übelkeit und Durchfallneigung. In einer Studie zur kombinierten Wirkung von Diclofenac und Misoprostol auf die Darmtransitzeit und die fäkale Ausscheidung von Elektrolyten und Bikarbonat konnten wir zeigen, daß bereits Diclofenac alleine eine – allerdings geringe – Beschleunigung des Darmtransits bewirkt. In der Kombination mit Misoprostol findet sich interessanterweise eine unteradditive Wirkung hinsichtlich der Beschleunigung der Darmpassage [37]. Das Problem der Co-Medikation von Misoprostol und Antirheumatika bleibt dennoch, daß ein Teil der Patienten (etwa 10 bis 15%) die nur *möglichen* Schleimhautschädigungen durch das NSAR gegen die sicher Oberbauchbeschwerden verursachenden Nebenwirkungen des Prostaglandinderivates eintauscht.

Besondere Vorsicht ist beim Einsetzen von Prostaglandinen bei Frauen im gebärfähigen Alter geboten. Prostaglandine können die glatte Muskulatur der Gebärmutter stimulieren und zu Uteruskontraktionen führen.

In Brasilien wurde Misoprostol erfolgreich zur Abtreibung in der Frühphase der Schwangerschaft eingesetzt, bei uns werden Prüfungen hinsichtlich dieser Indikation von manchen Seiten gefordert.

3.4.4 Zusammenfassung

Bei Oberbauchbeschwerden unter NSAR sollte die Ursache *endoskopisch* abgeklärt werden.

Erosionen oder Ulzera sind mit einem H_2-Blocker in voller Dosis zu behandeln (Erosionen 2 Wochen, Duodenalulzera 4–6 Wochen, Magenulzera 6–8 Wochen). Auch Antazida können wirksam sein.

Bei endoskopischem Normalbefund erfolgte eine 2-wöchige „empirische" Therapie mit Antazida, H_2-Blockern oder Prokinetika.

Bei Risikopatienten (siehe Tabelle 3.6) erscheint eine Prophylaxe mit Misoprostol (2 × 200 µg) sinnvoll, vor allem bei Frauen in der Menopause und bei Männern, wenn die gastrointestinalen Nebenwirkungen (bei ca. 10–15% der Patienten) akzeptiert werden. Antazida sind in ihrer Wirkung weniger gut belegt, in Form der modernen Schichtgitterantazida allerdings auch nahezu völlig nebenwirkungsfrei. Bei alleinigem Duodenalulkus in der Anamnese ist die prophylaktische Gabe eines H_2-Blockers wirksam. Tritt bei Patienten der Risikogruppe ein Ulkus auf, so ist die Therapie mit einem H_2-Blocker in doppelter Dosis (z. B. 600 mg Ranitidin oder Nizatidin, 80 mg Famotidin) sinnvoll. Nach Ulkusabheilung ist dann die Misoprostol-Prophylaxe fortzuführen.

Literatur

[1] Wienbeck, M., W. Berges, H. J. Lübke: Drug induced oesophageal lesions. Clin. Gastroenterol. *22* (1988) 263–274.

[2] Langman, M. J. S.: Epidemiologic evidence on the association between peptic ulceration and anti-inflammatory drug use. Gastroenterology *96* (1989) 640–646.

[3] Fries, F., S. R. Miller, P. W. Spitz et al.: Toward an epidemiology of gastropathy associated with non steroidal anti-inflammatory drug use. Gastroenterology *96* (1989) 647–655.

[4] Domschke, S., W. Domschke: Gastroduodenal damage due to drugs, alcohol and smoking. Clin. Gastroenterol. *13* (1984) 405–436.

[5] Graham, D. J., J. L. Smith: Aspirin and the stomach. Ann. Int. Med. *104* (1986) 390–398.

[6] Redfern, J. S., A. J. Blait, E. Lee et al.: Gastrointestinal ulcer formation in rabbits immunized with prostaglandin E2. Gastroenterology *93* (1987) 744–752.

[7] Baum, C., D. L. Kennedy, M. D. Forbes: Utilization of anti-inflammatory drugs. Arthritis Rheum. *28* (1984) 686–689.

[8] Rainsford, K. D.: Analysis of gastrointestinal side effects of NSAID's. Rheumatol. Int. *2* (1982) 1–10.

[9] McCarthy, D. M.: Nonsteroidal anti-inflammatory drug-induced ulcers: Management by traditional therapies. Gastroenterology *96* (1989) 662–674.

[10] Langman, M. J. S.: Ulcer complications and non-steroidal drugs. Am. J. Med. *84* (1988) 15–19.
[11] Armstrong, C. P., A. L. Blower: Non-steroidal anti-inflammatory drugs and life threatening complications of peptic ulceration. Gut *28* (1987) 527–32.
[12] Lanza, F. L.: Endoscopic studies of gastric and duodenal injury after the use of ibuprofen, aspirin, and other non-steroidal anti-inflammatory agents. Am. J. Med. *77* (1984) 19–24.
[13] Carson, J. L., B. L. Strom, K. A. Soper et al.: The assocation of non-steroidal anti-inflammatory drugs with upper gastrointestinal tract bleeding. Arch. Intern. Med. *147* (1987) 85–8.
[14] Caruso, I., G. Bianchi-Porro: Gastroscopic evaluation of anti-inflammatory agents. Bio. Med. J. *1* (1980) 75–78.
[15] Kimmey, M. B., F. E. Silverstein, D. R. Saunders et al.: Time-course of aspirin-induced gastroduodenal mucosal injury and gastro-intestinal symptoms: The influence of cimetidine (abstr). Gastroenterology *92* (1987) 1466.
[16] Duggan, J. M., A. J. Dobson, H. Johnson et al.: Peptic ulcer and non-steroidal anti-inflammatory agents. Gut *27* (1986) 929–933.
[17] McIntosh, J. H., K. Byth, D. W. Piper: Environmental factors in aetiology of chronic gastric ulcer: A case control study of exposure variables before the first symptoms. Gut *26* (1985) 789–798.
[18] Somerville, K., G. Faulkner, M. Langman: Non-steriodal anti-inflammatory drugs and bleeding peptic ulcer. Lancet *I* (1986) 462–464.
[19] Jick, S. S., D. R. Percra, A. M. Walker et al.: Non-steroidal anti-inflammatory drugs and hospital admission for perforated peptic ulcer. Lancet *II* (1987) 380–382.
[20] Griffin, M. R., W. A. Ray, W. Schaffner: Non-steroidal anti-inflammatory drug use and death from peptic ulcer in elderly persons. Ann. Int. Med. *109* (1988) 359–363.
[21] Pounder, S.: Silent peptic ulceration: Deadly silence or golden silence? Gastroenterology 96 (1989) 626–31.
[22] Carson, J. L., B. L. Strom, L. M. Morse et al.: The relative gastrointestinal toxicity of the non-steroidal anti-inflammatory drugs. Arch. Int. Med. *147* (1987) 1054–1059.
[23] Davies, J., A. J. Collins, A. S. J. Dixon: The influence of cimetidine on peptic ulcer in patients with arthritis taking anti-inflammatory drugs. Brit. J. Rheumatol. *25* (1986) 54–58.
[24] Gerber, L. H., P. J. Rooney, D. McCarthy: Healing of peptic ulcers during continuing anti-inflammatory drug therapy in rheumatoid arthritis. J. Clin. Gastroenterol. *3* (1981) 7–11.
[25] Caldwell, J. R., S. H. Roth, W. C. Wu et al.: Sucralfate treatment of non-steroidal anti-inflammatory drug-induced gastrointestinal symptoms and mucosal damage. Am. J. Med. *83* (1987) (Suppl. 38) 74–82.
[26] Manniche, C., A. Matchow-Moller, J. R. Andersen et al.: Randomized study of the influence of non-steroidal anti-inflammatory drugs on the treatment of peptic ulcer in patients with rheumatic disease. Gut *28* (1987) 226–229.
[27] Agrawal, N. M., U. Tulane, S. Roth et al.: Protection and healing of gastro-duodenal mucosal damage by Misoprostol in rheumatoid arthritis patients under continuing aspirin therapy. Am. J. Gastroenterol. *82* (1987) 962.
[28] Bolten, W.: Behandlung NSAR-induzierter gastrointestinaler Beschwerden durch Komedikation mit dem Prostaglandin-Analogon Misoprostol bei Patienten mit einer chronischen Polyarthritis. Akt. Rheumatologie *14* (1989) 214.
[29] Sontag, S. J., T. G. Schnell, E. Maj et al.: Enoprostil (E) heals NSAID-induced gastric ulcers. Gastroenterology *98* (1990) A 129.

[30] Walan, A., J. P. Bader, M. Classen et al.: Effect of omeprazole and ranitidine on ulcer healings and relapse rates in patients with benign gastric ulcer. N. Engl. J. Med. *320* (1989) 69–75.

[31] Kimmey, M. B., F. E. Silverstein, D. R. Saunders et al.: Reduction of endoscopically assessed acute aspirin-induced gastric mucosal injury with cimetidine. Dig. Dis. Sci. *32* (1987) 851–856.

[32] Walling, B. A., C. B. Grier, M. J. Fox et al: Prevention of NSAID-induced ulcers with cimetidine. Result of a double-blind, placebo-controlled trial. Gastroenterology *98* (1990) A 116.

[33] Roth, S. H., R. E. Bennett, C. S. Mitchell et al.: Cimetidine therapy in nonsteroidal anti-inflammatory drug gastropathy. Arch. Intern. Med. *147* (1987) 1798–1801.

[34] Berkowitz, J. M., P. R. Rodgenes, J. T. Sharp et al.: Ranitidine protects against gastroduodenal mucosal damage associated with chronic aspirin therapy. Arch. Int. Med. *147* (1987) 2173.

[35] Lanza, F., M. Robinson, J. Bowers et al.: A multi-center double-blind comparison of ranitidine vs. placebo in the prophylaxis of non-steroidal anti-inflammatory drug (NSAID) induced lesions in gastric and duodenal mucosae. Gastroenterology *94* (1988) A 250.

[36] Graham, D. Y., N. M. Agrawal, S. H. Roth: Prevention of NSAID-induced gastric ulcer with misoprostol: multicentre, double-blind, placebo-controlled trial. Lancet *II* (1988) 1277.

[37] Kurtz, W. et al.: Wirkung von Diclofenac and Misoprostol auf intestinalen Transit und fäkale Ausscheidung von Elektrolyten und Bikarbonat. In Vorb.

[38] Saul, R. A., K. Korlipara: Acemetacin and indometacin in the treatment of rheumatoid arthritis: a double-blind comparative study in general practice. Curr. Med. Res. *12* (1991) 332–341.

4 Ulcus ventriculi und Ulcus duodeni

W. Kurtz

4.1 Epidemiologie des Ulkusleidens

4.1.1 Zur zeitlichen und geographischen Variabilität

Das Geschwürsleiden des Magens und Zwölffingerdarms zeigt zeitlich und geographisch eine starke Variabilität [1 – 3]. Ende des 19. Jahrhunderts war das Magenulkus etws 4 × häufiger als heutzutage, es fand sich bevorzugt im jüngeren Alter (unter 35 Jahren) und befiel vorwiegend das weibliche Geschlecht.

Zu Beginn des 20. Jahrhunderts änderte sich dieses Bild. In den Industrieländern der westlichen Welt nahm die Häufigkeit des Duodenalulkus deutlich zu, und es trat häufiger bei Männern auf. Inzidenz, Prävalenz und Komplikationen des Duodenalulkusleidens erreichten einen Höhepunkt um die Mitte dieses Jahrhunderts und nahmen dann in den westlichen Industriestaaten langsam wieder ab. Dieser Verlauf war jedoch nicht einheitlich, in Dänemark z. B. sank die Inzidenz des Duodenalulkus nicht, in Norwegen stieg die Häufigkeit sogar bis Mitte der 60er Jahre und blieb dann konstant. In anderen Teilen der Welt, so in Kenia oder unter Indern und Bantu in Südafrika nahm die Häufigkeit des Duodenalulkus in den letzten Jahrzehnten rasch zu, während sie in den Ländern der westlichen Welt sank. Manche Autoren sahen dies als Hinweis auf ulzerogene Faktoren in der Umgebung oder auf einen Mangel an antiulzerogenen Faktoren in der Umwelt [4] an.

Auch für die Heilungsneigung von Ulzera finden sich in Europa deutliche geographische Unterschiede: In Deutschland und in der Schweiz ist die Neigung zur Spontanheilung, vor allem bei Frauen, größer, und die Tendenz zum Rezidiv kleiner als in Skandinavien oder Großbritannien. Ähnliche Unterschiede bestehen zwischen Süd- und Norddeutschland. Für Europa wurde gar die Hypothese einer „Ulkusäquators" formuliert, der etwa von London nach Warschau verläuft. Nördlich und östlich dieser Linie heilen peptische Ulzera langsamer, südlich und westlich dieser Linie schneller [3].

Die Prävalenz des Ulcus duodeni ist mit 1,4% etwa 5 × so hoch wie die des Ulcus ventriculi (0,28%), die Lebenszeitprävalenz wird mit 5,9 bis 11% angegeben. Die Inzidenz beträgt für das Ulcus ventriculi 0,04% pro Jahr, für das Ulcus duodeni 0,11 bis 0,8% pro Jahr. Der Inzidenzgipfel liegt beim Ulcus duodeni mit 60 bis 64 Jahren etwa 10 Jahre früher als beim Ulcus ventriculi (75 bis 79 Jahre). Als Spontanheilungsrate fand sich für das Ulcus ventriculi 39% (27–83%), für das Ulcus duodeni 44% (29–83%) nach 4–6 wöchiger Beobachtung.

Eine neuere epidemiologische Studie zeigt, daß die Mortalität des peptischen Ulkus in Großbritannien in den frühen 70er Jahren doppelt so hoch war wie in den USA und 80% höher als in der Bundesrepublik. Mitte der 80er Jahre sank die Mortalität in der BRD unter die in den Vereinigten Staaten. Von Mitte der 70er bis Mitte der 80er Jahre sank die Ulkushäufigkeit bei uns um etwa die Hälfte, auch die Zahl der operativen Eingriffe ging deutlich zurück. Dies zeichnete sich bereits vor der Ära der H_2-Blocker ab.

4.1.2 Risikofaktoren

Die Zunahme des Duodenalulkusleidens zu Beginn dieses Jahrhunderts in Westeuropa und die allmähliche Abnahme seit Mitte des Jahrhunderts im Gegensatz zum weiteren Ansteigen in verschiedenen Ländern der Dritten Welt erklären manche Autoren durch die Phase der Urbanisationsvorgänge mit langsamer Anpassung an die spezifisch-traumatische Situation einer Industrie- und Leistungsgesellschaft. So konnte eine schwedische Studie zeigen, daß staatliche Beamte und Angestellte in der Ulkushäufigkeit unter-, ungelernte Arbeiter hingegen überrepräsentiert waren [5].

In einer neueren epidemiologischen Studie zur Ulkusinzidenz bei Frauen, die über 12,5 Jahre beobachtete, fand sich die Ulkusinzidenz bei Raucherinnen mit 0,8 pro Jahr, bei ehemaligen Raucherinnen mit 0,5 pro Jahr und bei Nicht-Raucherinnen mit 0,43 pro Jahr. Auch körperliche Inaktivität fand sich als Risikofaktor für das Ulkusleiden, nicht jedoch Alkohol- oder Kaffeekonsum, Milch- oder Teegenuß, positive Familienanamnese oder Blutgruppe. Ein niedriges oder normales Pepsinogen I scheint einen protektiven Effekt zu besitzen [6].

Man ist sehr leicht versucht, aus epidemiologischen Daten kausale Korrelationen zu folgern. Die epidemiologischen Wellenbewegungen des letzten Jahrhunderts könnten jedoch auch darauf hinweisen, daß das Ulkusleiden unabhängig von äußeren Einflüssen per se einen wechselnden Verlauf zu nehmen vermag.

4.2 Pathogenese peptischer Läsionen des oberen Gastrointestinaltrakts

Tabelle 4.1 gibt eine Übersicht der potentiellen pathogenetischen Faktoren des peptischen Ulkus.

Tabelle 4.1: Potentielle Faktoren in der Pathogenese des peptischen Ulkus

Aggression	Protektion	Regeneration
Salzsäure	Mukosa	Zellreplikation
Pepsin	Bikarbonat	Zellmigration
Gallensäuren	Prostaglandine	Zellfixierung am Ulkusgrund
Lysolezithin	Durchblutung	Zelldifferenzierung
Herpes simplex	Ursogastronsekretion	
Helicobacter pylori		
Histamin		
Gastrin		
Streß, Psyche		

4.2.1 Ulzerogene Umwelteinflüsse

4.2.1.1 Psychische Faktoren

Das peptische Ulkus gehörte lange zu den „klassischen" Krankheitsbildern der Psychosomatik [7]. Ein erheblicher Teil des Anstiegs an Duodenalulzera wurde der Urbanisation und den psychosozialen Streßfaktoren der entpersönlichten Leistungsgesellschaft zugeschrieben, den Schwierigkeiten von Entwurzelungssyndromen und Randgruppenexistenzen [8] („Gastarbeiterulkus"). Walker fand in seiner Studie zu sozioökonomischen und psychischen Faktoren des Ulkusleidens eine signifikante Korrelation zwischen Pepsinogen-I-Spiegeln im Serum (einem Marker des Ulkusleidens) und gewissen psychischen Auffälligkeiten [9]. Es gibt zwar keine sicheren Belege dafür, daß Ulkuspatienten vor Krankheitsbeginn sich psychisch von Normalpersonen unterscheiden, gesteigerte Magensekretion wurde jedoch als Folge von „Streßerlebnissen" berichtet, und es wurde vermutet, daß hierdurch Abdominalbeschwerden und Magenulzerationen entstehen [10]. Während die Verstärkung von Symptomen während Streßeinfluß durchaus möglich ist, so bleibt doch der Rückschluß von Streß auf das Magenulkus problematisch. Sollten belastende Umgebungsveränderungen tatsächlich für einige Aspekte der Ulkuserkrankung verantwortlich sein, so könnte die individuelle Prädisposition hierzu bereits früh im Leben auftauchen. Tierexperimente zeigten, daß junge Ratten, die vorzeitig abgestillt wurden, anfälliger gegen experimentell erzeugte Ulzera waren [11].

4.2.1.2 Infektionen als Ulkusursache

Sowohl Viren als auch Bakterien wurden als Ursache der Ulkuserkrankung diskutiert.

4.2.1.2.1 Viren

Verschiedentlich wurde darauf hingewiesen, daß die rezidivierende Ulkuserkrankung klinisch den Infektionen mit Herpes simplex-Viren ähnelt [12]. Bei

Patienten mit akutem Duodenalulkus fanden sich höhere Titer an zirkulierenden Antikörpern gegen Herpes simplex Typ I als bei Kontrollen und sogar höhere Titer als bei Patienten mit Herpes labialis [13, 14]. Zudem fanden sich bei Duodenalulkuspatienten erhöhte Titer von Antikörpern gegen Herpes simplex Typ I im Duodenalsaft [15]. Während es also deutliche Hinweise auf eine Assoziation zwischen einer Infektion mit Herpes simplex Typ I-Viren und Duodenalulzera gibt, wurden hieraus bisher noch keine therapeutischen Konsequenzen gezogen.

4.2.1.2.2 Helicobacter pylori

Seit der Neuentdeckung des Helicobacter pylori (früher Campylobacter pylori) Anfang der 80er Jahre [16] wird dieser Keim als Mitursache des peptischen Ulkusleidens diskutiert. Helicobacter pylori wird als Verursacher der chronischen B-Gastritis des Antrums vermutet (siehe oben Kapitel Gastritis). Die Gastritis soll die Voraussetzung für die Entstehung eines Ulkus sein. Die Schädigung der Schleimhaut durch Helicobacter pylori soll den Weg für weitere aggressive Faktoren (z. B. Salzsäure, Gallensäuren, Lysolezithin) öffnen [17].

Auch für die Entstehung von Duodenalulzera wird Helicobacter pylori als kausales Agens diskutiert. Bei Magenulzera fanden sich Helicobacter-positive Befunde in 70% der Fälle, beim Duodenalulkus in fast 100% der Fälle. Allerdings fand sich die Helicobacter-Besiedlung im Magenantrum. Die Hilfshypothese zur Erklärung der Entstehung von Duodenalulzera durch Helicobacter pylori konzentriert sich auf die gastralen Metaplasien im Bulbus duodeni. Bei Patienten mit Duodenitis und Duodenalulzera findet sich im Bulbus duodeni gehäuft eine gastrale Metaplasie. Diese gastrale Metaplasie wird als Schutzreaktion der Bulbusschleimhaut gegen die ankommende Säure gedeutet. Der Helicobacter pylori, der sich nur in der Magenschleimhaut ansiedeln kann, soll sich nun im Bulbus duodeni in den Bereichen der gastralen Metaplasie ansiedeln, hier die Schleimhaut schädigen und dadurch die Resistenz der Schleimhaut gegen andere Aggressoren mindern.

Die Hypothese des Ulkusentstehung durch Helicobacter pylori ist kompliziert und weist zahlreiche Probleme auf. Ein Hauptproblem ist, daß die Helicobacterbesiedlung des Magens sehr häufig ist, das Ulkusleiden im Vergleich dazu aber relativ selten. In Mitteleuropa nimmt die Häufigkeit der Helicobacterbesiedlung des Magens im Laufe des Lebens zu und steigt von gut 20% im 3. Lebensjahrzehnt auf über 60% im 7. Lebensjahrzehnt. In einer australischen Studie fanden sich bei Personen ohne Magenerkrankungen in 66% der Fälle Helicobacter-positive Befunde, bei Griechen und Arabern in 90% der Fälle [18]. Die Ulkusprävalenz beträgt aber nur etwa 1,7%. Warum findet sich bei Helicobacterbefall nur so selten eine Ulkuserkrankung? Es wurde vermutet, daß es Untergruppen des Helicobacter gebe, die unterschiedlich pathogen sein sollen. Dies müßten dann sehr kleine Untergruppen sein. Eine Spezifizierung solcher Untergruppen ist noch nicht sicher gelungen.

Ein weiteres Problem ist die Frage der Gastritis-Erosion-Ulkus-Sequenz. Es ist noch nicht sicher geklärt, ob dies tatsächlich die Reihenfolge ist, in der Ulzera entstehen. Die Tatsache, daß die Helicobacterbesiedlung in der Regel diffus ist, die Ulzera aber an Prädilektionsstellen entstehen (Grenze Antrum/Korpusschleimhaut), erklären auch Befürworter der Helicobacter-Hypothese mit zusätzlichen aggressiven Faktoren. Daß Magenulzera seltener (ca. 70%) mit Helicobacterbesiedlung assoziiert sind als Duodenalulzera (90–100%), wird durch zusätzliche Noxen (z. B. Antirheumatika) erklärt.

Die Hypothese der Beteiligung des Helicobacter an der Ulkusentstehung erhielt durch Therapiestudien besondere Unterstützung. Wismutpräparate sind in der Therapie peptischer Ulzera wirksam. Allerdings führen sie nur in seltenen Fällen (unter 20%) zu einer Eradikation des Helicobacter pylori. Zahlreiche andere Wirkmechanismen von Wismutsalzen werden diskutiert (siehe unten). Möglicherweise sind auch diese anderen Mechanismen (u. a. ein längeres Verbleiben des Wismut im Körper) für die in einigen Studien mit allerdings noch kleinen Fallzahlen dargelegte längere Rezidivfreiheit nach Wismuttherapie verantwortlich. Die Kombinationsbehandlung von Wismut mit Antibiotika oder Chemotherapeutika (Amoxicillin oder Tetrazyklinen oder Metronidazol) führte bei 80% der Patienten zur Keimeradikation. Allerdings können auch Antibiotika Wirkungen auf den Magen und die Duodenaschleimhaut ausüben, die keine Beziehung zu einer bakteriellen Infektion haben. Es konnte z. B. gezeigt werden, daß Metronidazol das salzsäurebedingte Duodenalulkus bei der Ratte verhindern kann, ohne daß hier ein antibakterieller Effekt wirksam wurde [19]. Auch bei Indometazin-induzierten Ulzera der Ratte konnten Antiobiotika „zytoprotektiv" wirken [20]. In diesen Untersuchungen bewirkten antibakterielle Substanzen also einen Mukosaschutz, ohne daß ein antibakterieller Mechanismus beteiligt war. In einer Studie zur Therapie der Gastritis mit Ursodesoxycholsäure konnte Buchner [21] zeigen, daß die Besserung der Gastritis zu 70% mit einer Elimination des Helicobacter einherging. Ursodesoxycholsäure hat keinerlei antibakterielle Wirksamkeit. Möglicherweise ist der Helicobacter nur ein harmloser Saprophyt – bei der weit überwiegenden Mehrzahl der Helicobacter-positiven Personen findet sich ja auch kein Ulkusleiden. Das Verschwinden des Helicobacter unter einer erfolgreichen Therapie – wie z. B. mit Ursodesoxycholsäure – könnte sich dann dadurch erklären, daß der Saprophyt sich nur in einer geschädigten Magenmukosa einnisten konnte, nicht aber in der nun intakten Mukosa. Ähnlich lassen sich auch die Befunde von Berstad [22] und Hui [23] erklären, daß sich unter einer Therapie mit Antazida oder Sucralfat die Helicobacterbesiedlung des Magens mindert.

Als Argument gegen die pathogenetische Bedeutung des Helicobacter wird häufig angeführt, daß peptische Ulzera unter H_2-Blockern rasch abheilen und sich darunter auch die Begleitgastritis und -duodenitis bessert [24]. Dieses Argument erscheint problematisch, da hier möglicherweise nur an einem anderen Faktor eines polyätiologischen Geschehens angesetzt wird.

Bedeutsam erscheint die Tatsache, daß auch nach Sucralfat-Therapie das rezidivfreie Intervall länger zu sein scheint als nach H_2-Blocker-Gabe [23]. Sucralfat wirkt nicht antibakteriell und mindert dennoch die Helicobacterbesiedlung des Magens. Diese Ergebnisse könnten darauf hinweisen, daß die Länge des rezidivfreien Intervalls nach Therapie von anderen Faktoren abhängt und eine geringere Helicobacterbesiedlung nur Folge, nicht Ursache der Mukosaheilung ist. Möglicherweise ist das rezidivfreie Intervall nach Therapie einer akuten Ulkusphase umso länger, je weniger während der Akuttherapie die Magensäuresekretion gehemmt wurde, da die Magensäuresekretion auch für Schutzmechanismen der Magenschleimhaut (z. B. parallele Bikarbonatproduktion) nötig ist (siehe unten).

Insgesamt ist es in einem Jahrzehnt intensiver Helicobacterforschung nicht gelungen, die Kausalität dieses Keimes für das Ulkusleiden sicher zu belegen. Künftige Hinweise dürften sich aus weiteren Studien zur Eradikation dieses Keimes ergeben, wobei allerdings ein Hauptproblem die erhebliche Nebenwirkungsrate einer massiven antibakteriellen Therapie ist.

4.2.1.3 Chemische Ulzerogene

Im Tierexperiment lassen sich Ulzera mit verschiedenen Chemikalien erzeugen. Einige dieser Substanzen kommen auch in Nahrungsmitteln oder in der Umwelt vor [25]. Es ist bisher jedoch noch nicht gelungen, ein Umwelt-Ulzerogen sicher zu belegen. Eine Ausnahme bilden hier die ASS und die nichtsteroidalen Antirheumatika (siehe Kapitel über medikamentös induzierte Schleimhautschäden).

Möglicherweise hat die unterschiedliche geographische Verteilung sowohl von Magen- als auch von Duodenalulzera mit dem Vorhandensein oder Fehlen von gewissen diätetischen Faktoren zu tun, die gegen Ulzerogene schützen. Als ein solcher Schutzfaktor wurde die Einnahme von Linolensäure vermutet [26]. Die Bedeutung möglicher anti-ulzerogener Substanzen in der Nahrung ist allerdings noch völlig unklar.

4.2.2 Individuelle Faktoren

4.2.2.1 Genetische Faktoren

Verschiedentlich wurde familiäre Häufung peptischer Ulzera, vor allem von Duodenalulzera, beschrieben [27]. Familiäre Häufung bedeutet jedoch nicht genetische Ursache, da es viele äußere Faktoren gibt, die auf die Familie gleichmäßig einwirken wie virale und bakterielle Infektionen, diätetische Faktoren oder Umweltchemikalien. Ein genetischer Marker der peptischen Ulkuskrankheit scheint der Pepsinogen-I-Spiegel im Serum zu sein [3, 27, 28].

4.2.2.2 Endogene Faktoren

4.2.2.2.1 Magensäure

Der Satz von Schwarz [29] „ohne Säure kein Ulkus" galt lange Zeit als unumstößliches Dogma. Erstaunlich daran ist nicht so sehr, daß dieser Satz falsch ist, sondern eher, daß er so oft wiederholt wurde. Magenulzera können auch bei völliger Achlorhydrie entstehen, für die Entstehung eines Duodenalulkus genügt die niedrige Säuresekretion von 10 mVal pro Stunde [30].

Insgesamt haben nur 10% der Patienten mit Magenulkus und nur 30% der Patienten mit Duodenalulkus eine erhöhte Salzsäuresekretion des Magens, die Mehrzahl der peptischen Ulzera entsteht also bei normaler oder verminderter Säuresekretion.

Untersuchungen zum Verlauf der Säuresekretion zeigten, daß vor, während und nach einer Ulkusepisode die Säuresekretion stets gleich bleibt. Dies weist darauf hin, daß beim peptischen Ulkus andere Faktoren eine entscheidene Rolle spielen müssen, so z. B. Motilitätsstörungen, duodeno-gastrischer Reflux von Gallensäuren und Lysolezithin, oder eine Verminderung der Mukosaresistenz.

Zahlreiche Langzeit-pH-Metrie-Untersuchungen des Magens konnten zeigen, daß die Azidität im Magen in den frühen Morgenstunden abnimmt. In einer Studie zu den Gallensäurenverhältnissen im Magensaft während der Nacht wiesen wir nach, daß während der zweiten Nachthälfte die Gallensäurenkonzentration im Magensaft etwa um den Faktor 10 ansteigt [31].

Ein typisches klinisches Symptom des Ulkuspatienten ist der Nüchternschmerz am frühen Morgen, zu einem Zeitpunkt, zu dem die Azidität des Magens sinkt, der Rückfluß von Duodenalinhalt aber besonders ausgeprägt ist.

4.2.2.2.2 Schleimhautschädigung durch Gallensäuren

- *Bedeutung der Gallensäuren für das Magenulkus:* Als einer der wesentlichen Faktoren für die Entstehung der Antrumgastritis und des Ulcus ventriculi wird der Reflux von Duodenalinhalt in den Magen angesehen, der Begriff „Refluxgastritis“ ist im Sprachgebrauch etabliert.

Mit dem duodenogastralen Reflux gelangen neben dem Lysolezithin erhebliche Mengen von Gallensäuren in den Magen [31–35]. Gallensäuren können die Magenschleimhaut in vielfältiger Weise schädigen [36–52]. Ihre Toxizität korreliert invers mit ihrer Polarität [53–62].

- *Detergenswirkung – Sprengung der Zellmembran:* Mit Elektronenspinresonanz-Messungen an isolierten Magenschleimhaut-Zellmembranen konnten wir den Mechanismus der Gallensäurenschädigung näher definieren [60, 61]. Detergierend wirkende, relativ apolare Gallensäuren dringen in den apolaren Anteil der Membranen ein, sprengen ihn auf und machen ihn durchlässiger. Wahrscheinlich sind dabei mizellare Mechanismen beteiligt.

In welchem Ausmaß Gallensäuren in die Mukusa eindringen und diese schädigen können, hängt auch vom Umgebungs-pH ab [48]. Die Diffusion von Gallensäuren in die Mukosa erfolgt überall dort, wo kein aktives Transportsystem vorliegt, im wesentlichen über passive, nichtionische Diffusion [62]. Diese ist bei niedrigem pH vermehrt. Besonders gut dringt die apolare Lithocholsäure in die Magenschleimhaut ein.

Bei leichten Entzündungsformen der Korpus- und Antrumschleimhaut des Magens finden wir eine gering erhöhte Konzentration der Gesamtgallensäuren in der Mukosa, auffälliger jedoch ist die Verschiebung des Gallensäurenspektrums: Primäre Gallensäuren sind vermindert, die toxische Monohydroxygallensäure Lithocholsäure überwiegt deutlich [35]. Signifikant erhöhte Anteile der Lithocholsäure in der Mukosa finden wir auch bei der chronisch atrophischen Antrumgastritis, obwohl hier die Gesamtgallensäuren – wahrscheinlich bedingt durch die Hypazidität – vermindert sind [33, 34].

- *Wirkung auf Mastzellen:* Ein weiterer Mechanismus von Gallensäuren besteht im direkten Einfluß auf Mastzellen. CDC und DC können Mastzellen destabilisieren und damit die Freisetzung von Histamin induzieren, welches die Parietalzelle zur Säuresekretion stimuliert und zudem noch direkte gefäßtoxische Wirkungen im Magen hat [39].

- *Hinweise auf duodenogastralen Reflux:* Bei Patienten mit Ulcus ventriculi findet sich häufiger ein Reflux von Galle und Lysolezithin im Magen als bei Gesunden [44, 45]. Bei Magenulkuspatienten ist die Gallensäurenkonzentration im Magensaft etwa zehnmal so hoch wie bei Gesunden [63]. Auch das unter der Wirkung von Phospholipase aus Lezithin gebildete Lysolezithin, eine zytotoxische Substanz, gelangt mit dem Reflux in den Magen. Nach Untersuchungen unserer Arbeitsgruppe scheint der duodenogastrische Reflux in der zweiten Nachthälfte besonders ausgeprägt zu sein [31].

Zudem finden sich Hinweise auf eine Inkompetenz des Pylorus beim Magenulkus [64], die möglicherweise durch ein vermindertes Ansprechen des Pylorus auf endogenes Sekretin und Cholecystokinin verursacht wird [65]. Auch die alte Beobachtung, daß sich die Antrumgastritis vom Pylorus aus nach kranial auszubreiten pflegt [66], paßt zu der Theorie, daß wir es hierbei mit einer Refluxschädigung zu tun haben. Es scheint jedoch auch Adaptionsvorgänge zu geben [67].

4.2.2.2.3 Aggressive Proteinasen

Die menschliche Magenschleimhaut enthält die Proteinasen Pepsinogen I und II sowie Kathepsin D und E [28]. Pepsinogen I und II sind Proteine, Kathepsin D und E Glykoproteine. Alle vier Proteinasen können Proteine bei saurem pH hydrolisieren. Die Pepsine gaben dem „peptischen Ulkus" den Namen. Unsere Informationen über sie sind jedoch noch spärlich. Das aus dem Pepsinogen I entstandene Pepsin I ist nur semiquantitativ analysierbar. Es scheint jedoch im Magensaft von Ulkuspatienten erhöht zu sein. Es hat eine höhere spezifische Aktivität und ein breiteres pH-Optimum gegen Magenschleim als andere Pepsine.

Die Proteine Pepsinogen I und Pepsinogen II lassen sich im Serum analysieren. Eine sichere Korrelation zwischen Serumspiegel des Pepsinogen I und Magensäuresekretionskapazität ist im Einzelfall jedoch nicht möglich.

Klinisch anwendbar ist die Bestimmung des Serumpepsinogen-I-Spiegels zur Differenzierung der Hypergastrinämie. Bei der chronisch-atropischen Gastritis, der häufigsten Ursache einer Hypergastrinämie, sind Pepsinogen-I-Spiegel im Serum niedrig, während beim seltenen Zollinger-Ellison-Syndrom (gastrinproduzierender Tumor) die Pepsinogen-I-Spiegel gewöhnlich erhöht sind.

In einzelnen Familien scheint ein erhöhter Serumspiegel an Pepsinogen I genetisch fixiert zu sein [3, 27, 28]. Möglicherweise ist ein erhöhtes Serum-Pepsinogen-I ein Indikator für ein erhöhtes Risiko, an einem Duodenalulkus zu erkranken.

4.2.2.2.4 Gestörte Schutzmechanismen

- *Die Magenschleimhautbarriere:* Die Magenmukosa kann unter Nüchternbedingungen den hohen Protonen-Gradienten von 10^5 aufrechterhalten. Wichtige Funktionen hierfür übt der Magenschleim aus. Mit jedem Proton, daß in der Parietalzelle gebildet wird, entsteht aus stöchiometrischen Gründen gleichzeitig ein Bikarbonation. Auf dem Blutwege gelangt das Bikarbonat zur Deckepithelzelle, die den Magenschleim synthetisiert. Eine adäquate Magenschleimproduktion der Deckepithelzelle ist nur möglich, wenn ausreichend Bikarbonat zur Produktion „qualitativ hochwertigen" Magenschleims zur Verfügung steht. Der Magenschleim selbst kann nämlich nicht vor Säure schützen. Nur wenn er ausreichend mit Bikarbonat beladen ist, ist er dazu in der Lage. Innerhalb des Magenschleims bildet sich dann ein allmählicher pH-Gradient vom Lumenwert (ca. 1,4) bis zum pH von etwas über 7 an der Mukosaoberfläche. In den zahlreichen Kleinkompartimenten des schichtgitterförmigen Magenschleims läuft die Neutralisationsreaktion zwischen Protonen und Bikarbonat gedrosselt ab, so daß das entstehende CO_2 nur allmählich abgegeben wird. Eine gewisse Säuresekretion ist somit als indirekter Schutzfaktor für die Magenschleimhaut notwendig, da ohne das dabei gleichzeitig entstehende Bikarbonat eine ausreichende Mukusbildung nicht möglich ist.

- *Prostaglandine:* Daß Prostaglandine die Magenschleimhaut schützen können, ist aus umfangreichen Untersuchungen bekannt [60, 67, 68]. Sie wirken über zahlreiche zellulär bedingte Mechanismen wie Stimulation der Bikarbonat- und Schleimsekretion und Verbesserung des Blutflusses der Mukosa [68]. Wir konnten als erste nachweisen, daß Prostaglandine auch einen direkten Membranschutzeffekt haben [60]. In Elektronenspinresonanzuntersuchungen an isolierten Magenschleimhautmembranen schützen Prostaglandine diese Membranen auch stoffwechselunabhängig vor der aggressiven Wirkung von Gallensäuren [60]. Es erscheint daher eher als akademischer Streit, ob man die Prostaglandinwirkung als „Zytoprotektion" oder „Mukosaprotektion" beschreibt.

- *Mukosadurchblutung:* Obwohl es evident scheint, daß die Mukosadurchblutung ein wichtiger Faktor zum Schutz der Magenschleimhaut ist, sind wir über sie aus methodologischen Gründen nur unzureichend unterrichtet. Anatomisch zeigt die Gefäßstruktur der Magenmukosa die Besonderheit, daß größere Gefäße in der Tiefe liegen und nur kleine Arteriolen schlingenförmig zur Oberfläche steigen, so daß bei lokalen Schädigungen zunächst nur kleine Gefäße geschädigt werden. Die Mukosadurchblutung wird durch endogene Prostaglandine verbessert bzw. aufrechterhalten. Beim Streßulkus scheint die Minderung der Mukosadurchblutung eine bedeutende pathogenetische Rolle zu spielen. Ihre Verminderung wird auch vor allem in der Pathogenese des Ulkus beim älteren Menschen diskutiert.

- *Mukosaregeneration:* Die Magenmukosa gehört zu den Epithelien des Körpers, die sich am schnellsten regenerieren. Die gesamte epitheliale Magenschleimhaut erneuert sich alle 2–3 Tage. Neben Prostaglandinen scheinen Gastrin und Urogastron ihre Regeneration zu fördern. Urogastron ist ein Oligopeptid, das in Speichel, Magensaft, Serum und Urin gefunden wurde und sich als dem „epidermal growth factor" (EGF) identisch erwies [69]. Im Magensaft von Magenulkuspatienten war es gegenüber Kontrollen erniedrigt [70].

Ungeklärt bleibt weiterhin, warum chronische Ulzera so langsam abheilen, während ein bioptisch gesetzter Defekt an deren Rand sofort wieder epithelialisiert. Diskutiert werden eine gestörte Durchblutung, insuffiziente Perfusion durch Überkreuzungsphänomene von Arteriolen, angiotoxische Effekte des Histamins, ein Mangel an Prostaglandinen oder Urogastron, eine Störung der Epithelregeneration an Mukosagrenzflächen (das Magenulkus tritt typischerweise an der Grenze zwischen Antrum- und Korpusmukosa auf) sowie einzelner Phasen der Zellreplikation, Zellmigration, Zellfixierung am Ulkusgrund und Zelldifferenzierung (Tabelle 4.1). Überlegungen hierzu konzentrieren sich auf den stark vulnerablen Regenerationssaum am Ulkusrand, der eines besonderen Schutzes bedarf. Möglicherweise liegt hier eine der Schlüsselfragen der Ulkuspathogenese.

4.2.2.2.5 Zollinger-Ellison-Syndrom

Eine besondere Form des Ulkusleidens stellt das seltene Zollinger-Ellison-Syndrom (Gastrinom) dar [71]. Es könnte für ca. 0,1% der Duodenalulzera verantwortlich sein. Beim Zollinger-Ellison-Syndrom findet sich ein gastrinproduzierender Tumor häufig im Pankreas, mitunter aber auch an anderen Stellen des Magen-Darm-Traktes. Die hohe Gastrinproduktion bewirkt eine übermäßige Stimulation der Säuresekretion, häufig finden sich multiple Ulzera nicht nur im Magen und oberen Duodenum, sondern auch weiter distal bis zum Jejunum hin. Bei dieser Sonderform des Ulkusleidens ist die stark erhöhte Salzsäuresekretion eindeutig der wesentliche pathogenetische Faktor.

4.3 Ulkusdiagnostik

Die Diagnostik peptischer Läsionen des oberen Gastrointestinaltraktes erfolgt heute nahezu ausschließlich endoskopisch. Für das Magenulkus gilt, daß die Gutartigkeit endoskopisch bewiesen werden muß, selbst wenn eine deutliche Abheilungstendenz besteht. Hierzu sind mindestens zweimalige Biopsien in 4-wöchigem Abstand erforderlich.

Im Bulbus duodeni findet sich nur sehr selten ein malignes Ulkus. Hier wird nur bei besonderen Verdachtsmomenten (z. B. atypisch aufgeworfenem Randwall) oder bei Suche nach einem Morbus Crohn biopsiert.

Die Anamnese gibt uns keine sicheren Belege für die Ulkuserkrankung, da die gleichen Beschwerden (Nüchternschmerz, postprandialer Schmerz, Spätschmerz) sowohl beim Ulcus ventriculi als auch beim Ulcus duodeni wie bei funktionellen Oberbauchbeschwerden vorkommen. Andererseits können

Ulkusrezidive auch symptomfrei auftreten. Bluterbrechen oder Teerstuhl können auf Komplikationen des Ulkus aufmerksam machen.

Die Differenzierung der Ulkuslokalisation bei der körperlichen Untersuchung – beim Magenulkus häufiger Druckschmerz im mittleren Oberbauch, beim Duodenalulkus eher in Richtung rechter Oberbauch – ist oft nicht möglich. Komplikationen wie Perforation oder Blutung zeigen sich durch Abwehrspannung und Kreislaufsymptome.

Magenfunktionstests wie Magensekretionsanalyse oder Langzeit-pH-Metrie sind für die Primärdiagnostik entbehrlich.

Ein Absinken des Hämoglobins weist auf vorausgegangene Blutung, eine Leukozytose evtl. auf Blutung oder beginnende Penetration hin. Bei Verdacht auf Zollinger-Ellison-Syndrom ist eine Untersuchung des Serumgastrins notwendig. Der Sekretintest (eine Einheit Sekretin pro KG Körpergewicht i. v., positiv bei paradoxem Anstieg des Serumgastrins auf das Doppelte) beweist es.

Differentialdiagnostisch ist an Tumoren des Magens und seiner Umgebung, Lebererkrankungen, Pankreatitis und Gallensteinleiden zu denken. Die alleinige Diagnose einer Cholezystolithiasis mit dem Ultraschall genügt jedoch nicht zur Abklärung von Schmerzen im rechten Oberbauch, da Gallensteine sehr häufig (über 80%) stumm sind und die eigentliche Ursache nicht selten ein Ulkus ist (Motto: bei allen ausgeprägten „Gallenbeschwerden“ sollte auch gastroskopiert werden).

4.4 Therapie

Das Ulkusleiden ist eine benigne, rezidivierende Erkrankung, die den Patienten über viele Jahre, oft ein Leben lang begleitet. Der Ulkuspatient nimmt Medikamente häufig auch unregelmäßig und außerhalb ärztlicher Kontrolle ein. An Ulkustherapeutika sind daher höchste Ansprüche hinsichtlich Sicherheit und Nebenwirkungsarmut zu stellen.

Eine kausale Ulkustherapie ist derzeit noch nicht möglich, wir können nur einzelne Ulkusschübe verkürzen oder Rezidive durch fortgesetzte Medikation hinauszögern.

Für den Patienten ist rasche Symptomfreiheit das wichtigste Therapieziel.

Er sucht den Arzt nicht wegen der Diagnose Ulkus auf, sondern wegen der Schmerzen, unter denen er leidet. Weitere Therapieziele sind Vermeidung von Ulkuskomplikationen wie Blutung, Stenose oder Perforation und Senkung der Rezidivrate.

4.4.1 Allgemeinmaßnahmen

Wichtigste Allgemeinmaßnahme in der Ulkustherapie ist der Nikotinverzicht. Zahlreiche Studien zeigten übereinstimmend, daß Zigarettenkonsum (neben nicht-steroidalen Antirheumatika) der wichtigste einzelne exogene Faktor ist, der sich für die Ulkuspathogenese nachweisen läßt [3, 72].

Fortgesetzter Nikotinkonsum kann die Heilungsraten nach 4 Wochen mehr als halbieren, die Ulkusrezidivraten verdoppeln. Exzessiver Alkoholkonsum sollte vermieden werden, mäßiger Alkoholgenuß (bis 20 g Alkohol pro Tag) ist jedoch für die gastroduodenale Mukosa unschädlich [73]. Spätabendliche Mahlzeiten sollten vermieden werden, das letzte Essen ist möglichst mindestens 2 bis 3 Stunden vor dem Schlafengehen einzunehmen. Weitere diätetische Empfehlungen sind nicht sicher erwiesen. Auf Kaffee oder Tee sollte nur verzichtet werden, wenn diese Getränke Beschwerden bereiten. Milch ist kein gutes Ulkustherapeutikum, da die rasche Alkalisierung des Magens von erneuter Säureproduktion gefolgt wird. Zudem ist an die recht häufige Milchzuckerunverträglichkeit zu denken. Exzessiver Milchgenuß kann zu einem Milchalkalisyndrom führen.

4.4.2 Medikamentöse Therapie

Zahlreiche medikamentöse Therapieprinzipien der Ulkuskrankheit stehen zur Verfügung (Tabelle 4.2).

Tabelle 4.2: Ulkustherapeutika

Mukosaschutzpräparate	Säurehemmer
Carbenoxolon	Antimuskarinika
Prostaglandine	Antigastrine
Wismutpräparate	H_2 Blocker
Sucralfat	Omeprazol
Antazida	

4.4.2.1 Mukosaschutzpräparate

4.4.2.1.1 Carbenoxolon

Carbenoxolon gehörte zu den ersten Medikamenten, deren therapeutische Wirksamkeit für das Ulkusleiden nachgewiesen wurden. Trotz des interessanten Wirkmechanismus (Stabilisierung der Magenmukosabarriere) wird es wegen der aldosteronartigen Nebenwirkungen (Natriumretention, Kaliumverlust, Hypertonus) kaum mehr eingesetzt.

4.4.2.1.2 Prostaglandine

Prostaglandine können im Laborversuch zwar Magenmukosa, Einzelzellen oder auch Magenschleimhautmembranen [60] schützen, in der Ulkustherapie haben sie enttäuscht. In der Therapie des akuten Ulkusleidens scheint die schleimhautschützende Wirkung der Prostaglandine von untergeordneter Bedeutung. Wahrscheinlich wirken sie hier nur über ihre mäßig ausgeprägte Säurehemmung. Eine höhere Dosierung verbietet sich durch ihren ausgeprägten Effekt auf die glatte Muskulatur des Magen-Darm-Trakts und des Uterus (Abdominalkrämpfe, Diarrhoen, Uteruskontraktionen). Sie scheinen jedoch wirksam in der Verhinderung Antirheumatika-bedingter Schleimhautläsionen (siehe oben).

4.4.2.1.3 Wismutsalze

Wismutsalze wurden bereits vor der Helicobacter-Ära erfolgreich in der Ulkustherapie eingesetzt. Sie wurden vor allem als Schleimhautschutzpräparate betrachtet [74] (Tabelle 4.3).

Wegen der Problematik der Nebenwirkungen (Enzephalopathie-Epidemie in Frankreich in den 70er Jahren bei allerdings exzessiver Dosierung) hatten Wismutpräparate bis Anfang der 80er Jahre bei uns nur eine geringe Verbreitung. In den Mittelpunkt des Interesses rückten sie mit Beginn der neuen Helicobacter-Ära vor 10 Jahren, da postuliert wurde, daß sie bakterizid auf Helicobacter pylori wirken sollten. Die zahlreichen Diskussionen über die mögliche Pathogenität des Helicobacter verdeckte nahezu die Tatsache, daß sich mit Wismutsalzen eine Eradikation des Helicobacter pylori nur in 5–15% der Fälle erreichen läßt. Die daraufhin vorgeschlagenen Dreier-Kombinationen (Wismut, Amoxicillin oder Tetrazykline und Metronidazol) führten nach 2wöchiger Behandlung [75], eine Kombination von hochdosiertem Omeprazol (60–80 mg täglich) mit Amoxicillin (3 × 750 mg täglich) bereits nach einer

Tabelle 4.3: Mechanismen von Wismutsalzen bei peptischen Ulzera

Schleimhautschutz
– Präzipitation auf dem Ulkusgrund – Bindung an Mukus – Stimulation von Prostaglandin E 2 – Stimulation von Ursogastron
Verminderung der Aggression
– Hemmung der Pepsinaktivität – Bindung von Gallensäuren – Wirkung auf Helicobacter pylori (?)

Woche zur Eradikation des Helicobacter pylori bei etwa 80% der Patienten. Aufgrund der häufigen Nebenwirkungen (30%) [76] wird eine derartige Therapie aber auch von Anhängern der Helicobacter-Hypothese nicht generell für das Ulkusleiden empfohlen. Interessant an der Therapie mit Wismutsalzen ist der Hinweis aus Studien an kleineren Kollektiven, daß sie möglicherweise die Rezidivrate von Ulzera senken [77]. Ein möglicher Mechanismus von Wismutpräparaten hierbei ist der lokale Schleimhautschutz, der antibakterielle Effekt ist angesichts ihrer geringen Wirkung auf die Helicobacter-pylori-Besiedlung umstritten. Ähnlich wie für das Sucralfat (siehe unten) und seinerzeit für das Pirenzepin wurde diskutiert, ob eine „physiologische", nicht die Magensäuresekretion beeinflussende Therapie eine bessere Qualität der Ulkusregeneration zur Folge habe [74].

Wegen der möglichen Nebenwirkung der Enzephalopathie sind Wismutsalze nur für einen einmaligen Therapiezyklus zugelassen. Aus verschiedenen modernen Wismutpräparaten wird das Metall jedoch nur in geringsten Mengen resorbiert.

Andere Nebenwirkungen wie Schwarzfärbung des Stuhls (Verwechslungsmöglichkeit mit Teerstuhl) und evtl. von Zunge und Zähnen sind eher lästig als gefährlich.

4.4.2.1.4 Sucralfat

Sucralfat ist das Aluminiumsalz von Sacharosesulfat. Es wird nicht resorbiert und wirkt direkt topisch an der Mukosa des oberen Gastrointestinaltraktes (Tabelle 4.4).

Sucralfat bindet und inaktiviert Pepsin. Wir konnten zeigen [78], daß es beim pH von 3,7 75,5% der Gesamtgallensäuren des Magensaftes bindet, wobei bevorzugt die toxischen apolaren Gallensäuren (Konjugate der Chenodesoxy-

Tabelle 4.4: Wirkmechanismen von Sucralfat

- Adsorption von Pepsin
- Adsorption von Gallensäuren
- Stimulation von Bikarbonat- und Mukussekretion
- Stimulation der Synthese und Sekretion von Prostaglandinen
- erhöht die EGF-Konzentration in der Mukosa
- bindet endogene Sulfhydrylgruppen
- hemmt die Synthese von Thromboxan A
- schützt die Proliferationszone am Ulkusrand
- schützt die Gefäße, verbessert den Blutfluß
- stimuliert Zellwanderung und Proliferation und somit die Reepithelisierung

cholsäure, Desoxycholsäure und Lithocholsäure) gebunden werden. Sucralfat schützt die Mukosa nicht nur durch eine Barriere gegen aggressive Faktoren, es stimuliert auch aktive zellprotektive Mechanismen [74]. Sucralfat stimuliert die Sekretion von Mukus- und Bikarbonat. Miederer konnte zeigen [79], daß sich Sucralfat ähnlich dem Magenschleim mit endogenem Bikarbonat aufladen kann. Sucralfat stimuliert die Aktivität der mukosalen Proliferationszone und die Wanderung von Zellen zum Ulkusgrund hin. Sucralfat schützt die Mukosa vor dem Schaden durch konzentrierten Alkohol und beschleunigt die Reparaturmechanismen nach Alkoholschäden. Sucralfat stimuliert die Prostaglandinsekretion der Magenmukosa. Es verliert einen erheblichen Teil seines Schutzeffektes für die Mukosa, wenn die endogenen Prostaglandine durch vorherige Gabe von Indometazin blockiert werden. Ein Teil der Wirkung des Sucralfats hängt also von der Stimulation endogener Prostaglandine ab. Sucralfat kann aber auch über einen Prostaglandin-unabhängigen Mechanismus die Bikarbonat- und Schleimsekretion stimulieren.

Der epidermale Wachstumsfaktor (epidermal growth factor, EGF, Urogastron), ein wirksames zytoprotektives Oligopeptid, wird von Sucralfat pH-abhängig gebunden und im Ulkusbereich festgehalten. Sucralfat steigert den Blutfluß der Mukosa und schützt die Integrität der Mukosagefäße. Durch Schutz der Gefäße in der Proliferationszone stimuliert Sucralfat die Reepithelialisierung. Sucralfat kann auch schützende endogene Sulfhydrylgruppen an die Mukosa binden.

Wenn, wie Wormsley vermutet [4], das Hauptproblem peptischer Läsionen weniger die Entstehung als vielmehr die fehlende Abheilung ist (Warum heilt die Biopsiestelle am Ulkusrand rasch ab, nicht aber das Ulkus selbst?), so wäre im Sucralfat eine Modellsubstanz einer „physiologischen“ Ulkusheilung zu sehen. Es imitiert den Magenschleim, indem es sich mit endogenem Bikarbonat auflädt und so die Säure neutralisiert, es adsorbiert Pepsin und aggressive Gallensäuren, schützt und stimuliert die Proliferationszone am Ulkusrand und fördert so die Heilung.

Sucralfat ist in der *akuten* Ulkustherapie eben so wirksam wie H_2-Blocker. Sucralfat scheint zudem die Rezidivhäufigkeit zu senken. Im Vergleich mit Cimetidin war die rezidivfreie Phase nach der Sucralfat-Therapie doppelt so lang wie nach der H_2-Blocker-Therapie [23, 80]. Rauchen scheint die therapeutische Wirkung des Sucralfat – im Gegensatz zu H_2-Blockern – nicht zu mindern [80].

In der *Langzeit*-Therapie schützt Sucralfat vor Magen- und Duodenalulkusrezidiven ähnlich wie H_2-Blocker [81].

Bei Intensivpatienten ist Sucralfat in der Prophylaxe von Streßulzera ebenso wirksam wie Antazida. Im Vergleich zu H_2-Blockern traten unter Sucralfat bei

Beatmungspatienten weniger Pneumonien auf. Dies wurde auf die bakterielle Überwucherung des Magens unter protrahierter Säurehemmung zurückgeführt [74].

Aus dem Sucralfat kann Aluminium systemisch resorbiert werden. Vorübergehende Anstiege der Aluminiumspiegel in Blut und Urin wurden beobachtet.

In der Akuttherapie ist die Gabe von 2 × 2 g Sucralfat ebenso wirksam wie die Gabe von 4 × 1 g. Für die Langzeit-Therapie genügt eine abendliche Gabe von 2 g.

4.4.2.1.5 Antazida

Antazida gehören zu den ältesten Ulkusmedikamenten überhaupt. Bereits im ersten Jahrhundert verwandte Celsus neutralisierende Erden zur Therapie von Abdominalbeschwerden. Kaliumbikarbonat wurde zum ersten Mal Mitte des letzten Jahrhunderts in der Ulkustherapie eingesetzt. In diesem Jahrhundert fanden Antazida weit verbreitete Anwendung. Mit Aufkommen der H_2-Blokkertherapie Mitte der 70er Jahre wurden Antazida mitunter nur noch als „logische Plazebos" eingestuft, ihre rasche und sichere Wirkung auf den Ulkusschmerz jedoch wurde nie bestritten. Interessanterweise gestattete die Mehrzahl der Ulkustherapiestudien mit H_2-Blockern den Patienten die zusätzliche Einnahme von Antazida, um den Schmerz sicher zu lindern. Herkömmliche Untersuchungskriterien beurteilten Antazida hauptsächlich nach ihrer Säureneutralisationskapazität in vitro. Folglich wurden zunehmend neue Antazida-Präparate mit immer höheren Neutralisationskapazitäten entwickelt.

- *Heutige Antazidaformen:* Herkömmliche, *amorphe* Antazida bestehen aus Mischung von Laugen, meist Magnesiumhydroxyd und Aluminiumhydroxyd, zum Teil mit Zusatz von Kalziumkarbonat. Diesen steht die Gruppe der *Schichtgitterantazida* gegenüber, bei denen Aluminium- und Magnesiumhydroxyd in quasi-kristalliner Form gebunden sind. Vertreter letzterer Gruppe sind Hydrotalcit und Magaldrat.

Amorphe Antazida haben in wässriger Lösung einen basischen pH. Sie reagieren im Magen rasch mit der Säure und können kurzfristig eine überschießende Neutralisationsreaktion zeigen. Schichtgitterantazida wirken protrahiert und heben den Magen-pH unabhängig von der im Magen vorhandenen Säuremenge nur auf pH-Bereiche zwischen 3 und 5. Ein Problem der amorphen Antazida ist die unspezifische Bindung an Proteine im Magensaft. Ein Gemisch aus Aluminium- und Magnesiumhydroxyd mit 60 mVal Neutralisationskapazität verlor in einer 5%igen Peptonlösung etwa 2/3 seiner Neutralisationskapazität durch unspezifische Eiweißbindung [82], ein Schichtgitterantazidum nur etwa 10 bis 15%. In einer Neutralisations-Studie wurden nur 17 ml eines Schichtgitterantazidums benötigt, um den pH-Wert des Magens über 2 Stunden auf 3 zu halten. Von zwei Vergleichsantazida mit konventioneller Zusammensetzung wurden signifikant größere Mengen benötigt, obwohl die in-vitro-Neutralisationskapazitäten derjenigen des Schichtgitterantazidums entsprachen [83]. In einer weiteren Studie erwies sich ein Schichtgitterantazidum in vivo ebenso wirksam wie ein konventionelles Antazidum, dessen in-vitro Neutralisationskapazität 2,8-fach stärker ist [84]. Der große Wirkverlust der konventionellen Antazida ist auf Komplexbildung zwischen Aluminiumhydroxyd und im Magensaft enthaltenen Aminosäuren und Proteinen zurückzuführen. Da in Schichtgitterantazida das Aluminium quasi-kristallin gebunden vorliegt, ist die Möglichkeit der Komplexbildung auf die Oberfläche der Schichtgitterpartikel beschränkt.

- *Dosierung von Antazida:* Eine Übersicht über Magenulkustherapiestudien der letzten Zeit mit Antazida [85] zeigt erstaunlicherweise, daß Antazida therapeutisch um so besser zu wirken scheinen, je niedriger sie dosiert werden.

In einer neueren Studie mit Dosierung von nur 100 mVal Neutralisationskapazität [86] zeigt sich ein Schichtgitterantazidum bei der Therapie des Magenulkus ebenso wirksam wie ein moderner H_2-Blocker. Auch für die Therapie des Duodenalulkus zeigte sich, daß ein optimaler Therapieeffekt mit Dosen bis zu maximal 200 mVal Neutralisationskapazität pro Tag erreichbar war, höhere Dosierung brachten keine Verbesserung, eher schlechtere Ergebnisse [87]. Antazida scheinen also eher über andere Mechanismen als über Säureneutralisation zu wirken.

- *Verweildauer im Magen:* Amorphe Antazida verweilen nur relativ kurze Zeit im Magen, vor allem im Nüchternzustand. Eine Vergleichsstudie mit markierten Substanzen konnte zeigen, daß Schichtgitterantazida deutlich länger im Magen verweilen als ein Gemisch aus Aluminiumhydroxyd und Magnesiumhydroxyd. Das Schichtgitterantazidum hatte eine Halbwertzeit von etwa 87 min. gegenüber nur 52 min. beim amorphen Antadizum [88]. Die besondere chemische Struktur des Schichtgitters scheint die Haftung an der Magenwand zu begünstigen. Diese Haftung an der Magenwand scheint neben einer lokal schützenden Wirkung auch eine Regeneration der Schichtgitterantazida mit endogenem Bikarbonat zu ermöglichen, was Miederer in Untersuchungen zur Bikarbonataufnahme von Mukosaschutzsubstanzen und Magenschleim nachgewiesen hat [79].
- *Säureunabhängige Mechanismen von Antazida:* Schichtgitterantazida sind in der Therapie von Magen- und Duodenalulzera ähnlich wirksam wie H_2-Blocker, neben einer gewissen Säureneutralisitionswirkung finden sich für sie zahlreiche säureunabhängige Mechanismen (Tabelle 4.5).

Tabelle 4.5: Säureunabhängige Mechanismen von Antazida

- Adsorption von Gallensäuren und Lysolezithin
- Detoxifizierung von Gallensäuren durch geringe pH-Anhebung
- Adsorption von Pepsin
- Adsorption von Histamin
- Prostaglandinstimulation
- lokaler Schutzeffekt
- direkter Membranschutz durch das Hexaaquoaluminiumkation
- Reduktion der Helicobacterbesiedlung (?)
- Adsorption von Viren (?)

Insgesamt scheint der Magensäure-neutralisierende Effekt von Antazida eher von untergeordneter Bedeutung. In einer Langzeit-pH-Metrie-Studie konnten wir zeigen, daß nach abendlicher Gabe eines Antazidums mit 150 mVal Neutralisationskapazität der mediane pH-Wert in der zweiten Nachthälfte sogar signifikant niedriger war als unter Plazebo [31]. Dieser verblüffende Befund erklärte sich durch die Analytik des Zeitverlaufs der Gallensäurenkonzentrationen im Magensaft. Unter Plazebo war die Gallensäurenkonzentration im Magensaft in der zweiten Nachthälfte um fast das Zehnfache angestiegen, nach Antazidumgabe fand sich nur noch ein geringer, nicht signifikanter Anstieg: das Antazidum hatte das alkalische Refluat aus dem Duodenum und damit die Gallensäuren weitestgehend adsorbiert. Eine Analyse der einzelnen Gallensäuren wies daraufhin, daß vor allem die toxischen apolaren Gallensäuren durch das Antazidum gebunden worden waren.

Die Charakteristika der Gallensäurenbindung durch ein Schichtgitterantazidum in Abhängigkeit von pH-Wert und Antazidummenge untersuchten wir in einer gesonderten Reihe von Versuchen [89]. Ein quasi-natürliches Refluxmilieu, hergestellt aus Magensaft und Galle, stellten wir auf pH 3, 5 oder 7 ein und versetzten 5 ml davon mit 0,5, 1 oder 2 ml des Schichtgitterantazidums Hydrotalcit. Im Gegensatz zu bisherigen Studien an amorphen Antazida fand sich die beste Gallensäurenbindung des Schichtgitterantazidums bereits beim niedrigen pH von 3. Bei der niedrigsten Antazidummenge waren bereits 83% der Gesamtgallensäuren adsorbiert, die Verdopplung führte nur zu einer geringfügigen Erhöhung auf 89%, eine Vervierfachung brachte keine weitere Verbesserung der Adsorption. Die Analyse der einzelnen Gallensäuren zeigte, daß Hydrotalcit bereits in der niedrigsten Dosierung bei pH 3 die toxischen apolaren Gallensäuren Glykochenodesoxycholsäure, Glykodesoxycholsäure und Taurolithocholsäure zu 100% adsorbierte. Insgesamt fand sich eine lineare Korrelation zwischen Toxizität der Gallensäuren und Adsorption durch das Schichtgitterantazidum.

Schichtgitterantazida können demnach Gallensäuren sehr selektiv adsorbieren. Die toxischen apolaren Gallensäuren werden gebunden, untoxischere, physiologisch notwendige Gallensäuren werden im Körper belassen.

Durch eine geringe Anhebung des pHs können Antazida zudem Gallensäuren, die als schwache Säuren nicht leicht dissoziieren, zur Ionisation bringen. Ionisiert sind Gallensalze polarer und damit weniger toxisch.

Wahrscheinlich schützen Antazida die Mukosa auch über einen Prostaglandinmechanismus. Mehrere Studien konnten eine Stimulation der Prostaglandinsekretion unter Antazida nachweisen [90]. Anhand eines Schichtgitterantazidums wurde zudem ein spezieller Prostaglandin-ähnlicher, direkter Schutzmechanismus von Antazida auf die Magenmukosa nachgewiesen [91]. Der aus dem Schichtgitterantazidum entstandene Hexaaquoaluminiumkomplex (6 Wassermoleküle, die sich um ein Aluminiumion lagern) konnte Mukosaschäden pH-abhängig mindern. Interessant ist, daß sich das pH-Optimum für diesen Effekt – ähnlich wie das pH-Optimum der Gallensäurenbindung – im leicht sauren Bereich zwischen pH 2,5 und 4 fand. In diesem pH-Bereich scheint auch das Optimum der Regeneration durch endogenes Bikarbonat der Schichtgitterantazida zu liegen.

Empirisch wurde als besonders günstiger Therapiebereich für peptische Läsionen der pH-Bereich zwischen 3 und 5 gefunden, bei niedrigerem pH bleibt die peptische Aggression bestehen, bei deutlich höherem pH besteht das Risiko des Säurerebounds oder, bei längerem Anhalten, der bakteriellen Überwucherung. Der pH-Bereich von 3–5 wird in vitro und in vivo von Schichtgitterantazida per se eingestellt. In diesem Bereich findet sich auch das pH-Optimum für wichtige therapeutische Mechanismen: Bindung toxischer Gallensäuren, direkter Membranschutz durch das Hexaaquoaluminiumkation und Regeneration durch endogenes Bikarbonat.

Ob für die therapeutische Wirkung der Antazida die geringfügige Reduktion der Helicobacterbesiedlung [22] bzw. die Fähigkeit der Virusadsorption von Bedeutung ist, bleibt dahingestellt.

Ein wesentlicher Mechanismus vor allem der Schichtgitterantazida scheint neben der Gallensäurenadsorption der lokale Schutzeffekt für die Ulkusläsion zu sein, der eine ungestörte Epithelregeneration ermöglicht.

- *Nebenwirkungen von Antazida: Amorphe* Antazida enthalten zum Teil erhebliche Mengen von Aluminium (bis zu fast 1/2 g reines Aluminium pro Dosis). Die Toxizität des Aluminiums wurde durch die Enzephalopathie und Osteopathie bei Dialysepatienten bekannt, auch in der Genese des Typs II der Alzheimerschen Erkrankung wird das Aluminium diskutiert. Bei Dialyse-

Patienten fand sich eine direkte Korrelation zwischen der Höhe des Aluminiumspiegels im Serum und der Zunahme der Sterblichkeit. Da der menschliche Organismus einerseits Aluminium nicht abbaut und es andererseits aber auch nicht möglich ist, dem ubiquitär vorkommenden Aluminium völlig auszuweichen, sollte man bei der Antazidaeinnahme auf deren Gehalt an resorbierbarem Aluminium und die Art der Aluminiumverbindung achten.

In einer Vergleichsstudie zwischen einem Schichtgitterantazidum und zwei aluminiumhaltigen amorphen Antazida fand sich unter den amorphen Antazida eine deutliche Erhöhung der Aluminiumspiegel im Serum, *nicht* aber unter dem Schichtgitterantazidum [92].

In einer Vergleichsuntersuchung zur Aliminiumkonzentration im Knochen erhielten 20 Patienten über 4 Wochen ein Schichtgitterantazidum mit einem Aliminiumgehalt von 98 mg pro 10 ml, 21 Patienten ein amorphes Antazidum mit einem Aluminiumgehalt von über 400 mg pro 10 ml, 20 Patienten dienten als Kontrolle. Unter dem amorphen Antazidum kam es zu einem signifikanten Anstieg der Aluminiumkonzentration im Knochen, unter dem Schichtgitterantazidum fand sich *kein Unterschied* zur Kontrollgruppe [93].

In einer Studie, die die Aluminiumkonzentration in intraoperativ erhaltenem Hirngewebe untersuchte, fand sich nach 10-tägiger Gabe eines aluminiumreichen amorphen Antazidums ein signifikanter Anstieg der Gewebekonzentration an Aluminium, das Schichtgitterantazidum hingegen bewirkte *keinen Anstieg* und unterschied sich hierin nicht von Kontrollen [93, 94].

Wegen der Aluminiumtoxizität sollte bei gestörter Nierenfunktion auf *amorphe* Antazida verzichtet werden, hier sind nur *Schichtgitterantazida* indiziert. Ob amorphe Antazida auch beim Gesunden durch Aluminium toxisch wirken können, ist nicht belegt; es finden sich hierfür nur Hinweise.

Zusammenfassung: Die hochdosierten Antazidatherapien früherer Jahre (bis zu 1000 mVal pro Tag) gehören der Vergangenheit an. Neuere Studien haben gezeigt, daß in der Therapie des Ulcus ventriculi wie duodeni vor allem *Schichtgitterantazida* in der niedrigen Dosierung von nur 100 mVal pro die (entsprechend 4 × 1 Beutel) den H_2-Blockern entsprechende Therapieergebnisse bewirken können.

- Rasche Schmerzstillung
- hohe Therapieerfolge im Vergleich zu den übrigen derzeit zur Verfügung stehenden Alternativen
- Nebenwirkungsarmut und
- günstiger Preis

haben den Antazida vor allem in Form der Schichtgitterantazida zu einer Renaissance verholfen.

4.4.2.2 Säurehemmende Therapieprinzipien

4.4.2.2.1 H_2-Blocker

- *Entwicklung der Säurehemmer*: Die Einführung der H_2-Blocker Mitte der 70er Jahre hat die Therapie des peptischen Ulkusleidens einschneidend verändert. Vom Cimetidin ausgehend wurden immer stärker und länger säurehemmend wirkende Substanzen entwickelt. Es zeigte sich jedoch bald, daß immer weitergehende Säurehemmung nicht durchweg sinnvoll und sogar mitunter problematisch sein kann. Heute besteht weitgehend Einigkeit darüber, daß die Säuresekretion gezielt zu hemmen ist und daß das physiologische Säuresekretionsmuster während des Tages möglichst wenig gestört werden sollte.
- *Physiologische Funktionen der Salzsäure:* Die Sekretion von Salzsäure ist eine der natürlichen Funktionen des gesunden Magens. Bei Schädigung der Magenmukosa (z. B. chronischer Gastritis) ist diese natürliche Funktion eingeschränkt.

Tabelle 4.6: Physiologische Funktionen der Magensäure

- Desinfektion der Nahrung
- Hemmung der Bakterienbesiedlung
- Hemmung von H.P. (?)
- Resorptionsvermittlung (Fe, Vitamine)
- Eiweißverdauung (Pepsin)
- Stimulation der Deckepithelzellen (Bikarbonat- und Mukussekretion)
- Zellwachstumskontrolle (?)

Die Salzsäure erfüllt zahlreiche physiologische Funktionen (Tabelle 4.6). Am bekanntesten ist wohl ihre Wirkung zur Desinfektion der Nahrung [95]. Mit jedem Bissen, den wir essen, schlucken wir etwa drei Millionen Bakterien. Die Salzsäure ist ein wirkungsvolles Desinfiziens. Nur ganz wenige Bakterien entgehen ihrer Wirkung (in der Bakteriologie gesondert als „säurefest" bezeichnet). Bereits wenige Tage vollständiger Säurehemmung (3–4 Tage) bewirken eine bakterielle Überwucherung des Magens vor allem mit Keimen der Kolonflora. Diese Keime können Nitrate reduzieren und zur Bildung von Nitriten und Nitrosaminen führen [96, 97]. Diese Nitrosamine sind karzinogen. Gleichzeitig werden aus dem Duodenum in den Magen regurgitierte Gallensäuren bakteriell umgewandelt, aus primären Gallensäuren werden sekundäre Gallensäuren. Aus der Cholsäure entsteht die Desoxycholsäure, aus der Chenodesoxycholsäure die Lithocholsäure.

Diese sekundären Gallensäuren sind nicht nur toxischer als die primären Gallensäuren, sie sind außerdem im Zusammenhang mit u. a. Nitrosaminen kokarzinogen wirksam. Lang andauernde Hypochlorhydrie stimuliert zudem die Gastrinsekretion, was zur ECL-Zell-Hypertrophie führen kann [98]. Die Achlorhydrie führt beim sonst Gesunden zur Gefahr vermehrter enteraler Infekte [95], bei Schwerkranken wurden vermehrt Aspirationspneumonien nachgewiesen.

- *Achlorhydrie und Mukussekretion:* Wichtigste Gefahr bei zu starker Dauerhemmung der Parietalzellen könnte die Rückwirkung auf die Deckepithelzelle sein. Nur wenn mit einer gewissen Säureproduktion auch ausreichend Bikarbonat zur Verfügung steht, kann ein qualitativ hochwertiger Mucus in ausreichender Menge sezerniert werden (s. o. „Magenschleimhautbarriere"). Dieser Magenschleim kann sich dann weiterhin durch endogenes Bikarbonat regenerieren, während die Neutralisationsreaktion in den Gitterstrukturen des Schleims abläuft [99]. Bei zu starker und zu andauernder Säurehemmung geht aber parallel zur H-Ionen-Sekretion auch die Bikarbonat-Ionen-Sekretion drastisch zurück. Die Deckepithelzelle kann keinen adäquaten Magenschleim mehr sezernieren.

Der Magen sezerniert zwar keine H-Ionen mehr, ist aber auch durch Fehlen eines effektiven Mukusschutzes anderen Aggressoren (Medikamente, Lysolezithin, Gallensäuren, Bakterien, Viren) schutzlos ausgeliefert.

- *Achlorhydrie und Tumorentstehung im Magen:* Anfang der 80er Jahre stellte sich heraus, daß durch protrahierte ausgeprägte Säurehemmung bei Nagetieren Karzinoide im Magen bewirkt werden konnten, und zwar bei Ratte wie Maus. Bei Gabe der H_2-Blocker Loxtidin und SKF 93479 fand sich dabei keine Hypergastrinämie, wohl aber bei Gabe des Omeprazol [98]. Dies weist darauf hin, daß die Tumorentstehung bei protrahierter Achlorhydrie über unterschiedliche Mechanismen induziert sein kann [100–106]. Ob die Achlorhydrie direkt eine ECL-Zell-Hyperplasie und Karzinoide bewirken kann oder ob der Umweg über die Hypergastrinämie mit oder ohne Vermittlung des GRP (Gastrin releasing peptide) nötig ist, ist noch umstritten, ebenso wie die Bedeutung der bakteriellen Übersiedlung mit der Bildung karzinogener Nitrosamine und kokarzinogener sekundärer Gallensäuren für die Entstehung des Magenkarzinoms ungeklärt ist (Abb. 4.1).

- *Risiken einer Langzeitsäuresuppression:* Die Hinweise zur Gefahr einer zu langen oder ausgeprägten Säuresuppression sind bisher weitgehend auf Tiermodelle, Laborversuche und theoretische Überlegungen zurückzuführen. Sinnvoll erscheint daher zunächst die Frage, ob eine massive ganztägige Hemmung der Säuresekretion überhaupt von therapeutischem Nutzen ist. Für die nächtliche Säursekretionshemmung konnte gezeigt werden, daß die

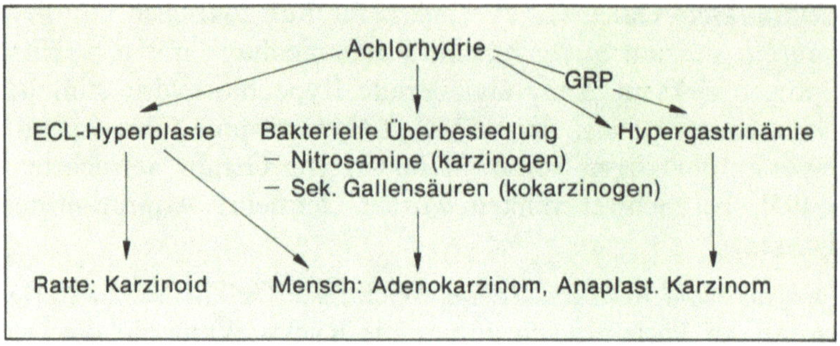

Abb. 4.1: Hypothesen zur Entstehung des Magenkarzinoms

Intensität der nächtlichen Säuresekretionshemmung sehr gut mit der Beschleunigung der Ulkusheilung korrelierte [109]. Für die Säurehemmung während des ganzen Tages findet sich diese Korrelation aber nicht so eindeutig.

Für das Omeprazol fand sich im Gegensatz zur Einmalgabe von H_2-Blockern in der Metaanalyse verschiedener Studien für das Magenulkus kein signifikanter Vorteil, für das Duodenalulkus nur ein grenzwertiger Vorteil [110].

Somit zeigt die extreme Langzeitsäurehemmung einerseits keinen sicheren therapeutischen Vorteil, andererseits eine Reihe möglicher Risiken. Zu berücksichtigen ist dabei, daß das peptische Ulkusleiden eine benigne Erkrankung ist und daß Ulkusmedikamente häufig unkontrolliert eingenommen werden.

- *Entwicklungsrichtungen der Säurehemmung:* Der erste uns zur Verfügung stehende H_2-Blocker, das *Cimetidin* war noch mit verschiedenen, wenn auch nicht sehr häufig auftretenden Nebenwirkungen behaftet. Problematisch war hierbei vor allem die Hemmung von Leberenzymen, was eine verlängerte Halbwertzeit für manche auch häufig verwandte Arzneimittel bewirkte (z. B. Theophylline, Benzodiazepine). Vielfach kolportiert wurden auch die antiandrogenen Wirkungen des Cimetidin. Bei allen H_2-Blockern scheinen gelegentlich zentralnervöse Nebenwirkungen aufzutreten.

Die Weiterentwicklung der H_2-Blocker führte zu Substanzen mit weniger Nebenwirkungen und stärkerer und länger andauernder Säurehemmung: *Ranitidin*, *Famotidin*, *Roxatidin*, *Nizatidin*.

Der Erkenntnis, daß 60% der Azidität des Magens während der Nacht beobachtet werden, nur 40% während des Tages, folgten die hohen Heilungsraten unter H_2-Blockern, die auf die *Nacht* begrenzt wirken. Die anfängliche Tendenz zu länger wirkenden H_2-Blockern hin (Famotidin,

Roxatidin) hat sich bereits umgekehrt, das *Nizatidin* ist noch etwas kürzer wirksam und ebenso nebenwirkungsarm wie das in dieser Hinsicht schon sehr günstige *Ranitidin*. Alle modernen H_2-Blocker haben eine sehr geringe Nebenwirkungsrate, wobei allenfalls gelegentlich zentralnervöse Symptome zum Therapiewechsel führen können.

- Zusammenfassung: H_2-Blocker sind seit den 70er Jahren zur Standardtherapie peptischer Läsionen geworden. Die einmal abendliche Dosierung verbunden mit minimaler Nebenwirkungsrate führte zu hoher Akzeptanz. Ihre Wirksamkeit wurde für Akut- wie Langzeittherapie von Ulcus duodeni und ventriculi belegt, für die Langzeittherapie reicht meist die halbe Dosierung abendlich aus (z B. 150 mg Raniditin oder Nizatidin bzw. 20 mg Famotidin).

4.4.2.2.2 Substanzen von untergeordneter Bedeutung

Antimuskarinika (Pirenzepin) werden wegen ihrer schwachen Wirkung nur noch wenig verwandt, die Entwicklung eines zweiten Antimuskarinikums (Telenzepin) wurde eingestellt. *Antigastrine* (Proglumid) zeigen einen theoretisch faszinierenden Mechanismus, die frühzeitige Hemmung der Säuresekretion auf der Stufe des Gastrins. Leider ist das zur Verfügung stehende Präparat (Proglumid) recht unspezifisch in der Wirkung, es hemmt gleichzeitig auch das gastrointestinale Hormon Sekretin, welches wiederum die Säuresekretion hemmt. Der Nettoeffekt des Proglumid auf die Säuresekretion ist somit sehr gering (ca. 10%), es wird nur noch wenig verwandt. Weiterentwicklungen dieses Prinzips mit spezifischer wirkenden Präparaten könnten interessante Therapiemöglichkeiten bieten.

Auch zwei gastrointestinale Hormone wurden in der Ulkustherapie eingesetzt. *Sekretin* kann zwar die Magensäure hemmen, ist aber wegen der enteralen Nebenwirkungen praktisch nicht einsetzbar. *Somatostatin* hemmt die Magensäure sehr effektiv, ist aber nur parenteral zuführbar und wegen seines sehr hohen Preises auf seltenste Einzelfälle beschränkt. Die wesentlichen zur Zeit angewandten säurehemmenden Prinzipien sind Hemmung von H_2-Rezeptoren und Hemmung der Protonenpumpe.

Protonenpumpenhemmer (z. B. Omeprazol) verfolgen mit dem Mechanismus der völligen Säuresuppression ein Therapieprinzip, das noch vom Ende der 70er Jahre stammt und unseren neueren pathophysiologischen Vorstellungen nicht mehr entspricht. Wegen der unklaren Frage der Nebenwirkungen [100–108] vor allem hinsichtlich der Tumorentstehung sind sie bei uns nur zur Akuttherapie zugelassen. Da uns in membranschützenden Substanzen und H_2-Blockern genügend Alternativen hochwirksamer Ulkustherapie zur Verfügung stehen, ist es völlig unproblematisch, die Verwendung des Omeprazols zunächst bis zur endgültigen Abklärung der Nebenwirkungsfrage auf die Extremform des Ulkusleidens, das *Zollinger-Ellison-Syndrom*, zu beschränken.

4.4.3 Weitere Aspekte der Ulkustherapie

- *Das therapierefraktäre Ulkus:* Unter Standardtherapie heilen in Deutschland ca. 80–90% der Ulzera nach 4 Wochen ab. Nach 3 Monaten sind unter intensiver H_2-Blocker-Therapie nur 2% der Ulzera refraktär. Dann kann ein Wechsel auf Omeprazol erfolgreich sein [111], aber auch auf ein Mukosaschutzpräparat wie Wismut [112, 113]. Bei unzureichendem Effekt der Säurehemmung kann somit der Wechsel auf den differenten Mechanismus der Schleimhautprotektion sinnvoll sein. Chirurgisch besteht die Möglichkeit eines resezierenden Verfahrens [114].

- *Ulkusprophylaxe:* Ein Hauptproblem der Ulkuskrankheit ist die Rezidivneigung. Durch Akuttherapie mit Sucralfat [23, 80], Wismutpräparaten [77] oder Antazida (Kombination mit L-Hyosciamin [115]), lassen sich Rezidive im Vergleich zur Säurehemmertherapie vermindern. Unter Langzeittherapie mit Antazida [116], Sucralfat [81] oder H_2-Blockern in halber Dosierung sinkt die Rezidivrate signifikant, bei komplizierten Verläufen ist eine höhere Dosis wirksam [117–120].

- *Ulkuschirurgie:* In der Akuttherapie des peptischen Ulkus hat die Chirurgie keinen Platz mehr, in der Therapie des chronischen Ulkus fast keinen mehr. Die Vagotomie gehört der Vergangenheit an. In den sehr seltenen Fällen therapierefraktärer Ulzera sind resezierende Verfahren indiziert [114].

Dies ist sicherlich nicht nur auf die Vielfalt hervorragend wirksamer Ulkustherapeutika zurückzuführen, die uns heute zur Verfügung stehen. Die eingangs geschilderten epidemiologischen Ergebnisse könnten darauf hinweisen, daß derzeit das Ulkusleiden bei uns einen gutartigeren Verlauf nimmt als noch vor 20 bis 30 Jahren.

4.4.4 Praktische Differential-Therapie

In der praktischen Therapie sind vor allem Antazida und H_2-Blocker von Bedeutung, da sie rasche Schmerzbefreiung mit Therapiesicherheit verbinden.

Beim blanden *Magenulkus* sind – entsprechend der Pathogenese – primär Antazida, vor allem Schichtgitter-Antazida (jeweils 1 Beutel 1 Std. nach jeder Mahlzeit sowie 1 Beutel zur Nacht) indiziert. Bei zusätzlichen gastro-ösophagealen Refluxsymptomen sowie bei distalen Magenulzera mit erhöhter Magensaftsekretion ist ein H_2-Blocker angezeigt – einmalige volle Dosis zur Nacht.

Das *Duodenalulkus* kann im unkompliziertem Fall (Erstulkus oder weitauseinanderliegende Rezidive eines Ulkus) mit einem Antazidum behandelt werden (4 × 2 Beutel), in der Regel (häufigere Rezidive, stärkere Schmerzen, größere Ulzera) wird jedoch ein H_2-Blocker in voller nächtlicher Dosis gegeben.

Die primäre Therapiedauer beträgt 4 Wochen beim Duodenalulkus, 4–8 Wochen beim Magenulkus.

Auf diese Weise läßt sich die überwiegende Mehrzahl aller peptischen Ulzera effektiv behandeln.

Pirenzepin, Sucralfat, Wismutpräparate und Prostaglandinanaloga wirken deutlich weniger auf den Schmerz, ihr Einsatz ist bei symptomarmen Ulzera gerechtfertigt.

Bei *„therapierefraktären"* Ulzera gilt zunächst, daß die Zeit heilt – die Therapie wird 4–8 Wochen fortgesetzt. Ein Wechsel auf Omeprazol (40 mg tägl.), aber auch auf ein Wismutpräparat ist möglich.

Beim Zollinger-Ellison-Syndrom ist Omeprazol z. T. in hohen Dosen notwendig (80 mg und mehr/Tag).

Bei *rezidivierenden* Ulzera, vor allem bei Duodenalulzera, ist die Langzeit-Therapie mit H_2-Blockern in halber Dosis indiziert, gelegentlich wird die volle Dosis notwendig sein. Nach 2 bis 3 Jahren wird ein Auslaßversuch durchgeführt, bei erneutem Rezidiv ist über Wiederaufnahme der Langzeit-Therapie oder Operation zu entscheiden.

4.4.5 Perspektiven der Ulkustherapie

Die verschiedenen Therapieformen mit Antazida, Sucralfat, Wismutpräparaten oder Säurehemmern zeigen im wesentlichen die gleichen Therapieerfolge: nach 4-wöchiger Therapie sind in Deutschland etwa 80% der Magenulzera und 90% der Duodenalulzera abgeheilt (Variationen von Studienergebnissen lassen sich durch den „Genius loci", d. h. die geographisch unterschiedliche Spontanheilungsrate der Ulzera, und durch häufig zu geringe Patientenzahl in den Studien erklären). Besondere Ziele neuer Therapieformen und der möglichen Weiterentwicklung sind daher nicht so sehr noch höhere Prozentzahlen der Heilung (das Ulkus heilt mit der Zeit; nach 8 bis 12 Wochen sind 98% aller Ulzera abgeheilt [114]), sondern Dauer der Rezidivfreiheit und Fehlen von Nebenwirkungen. Hinsichtlich der Nebenwirkungsarmut haben sich die modernen H_2-

Blocker hervorragend bewährt, Omeprazol und Wismutpräparate sind wegen dieser Problematik nur zur Akuttherapie erlaubt.

Besondere Beachtung finden in letzter Zeit die Ergebnisse zur Verminderung der Rezidivrate nach Ulkustherapie mit mukosaschützenden Substanzen. Ziel ist die völlige Heilung der Ulkuskrankheit selbst, d.h. die Verhinderung des rezidivierenden Verlaufes. Zwei Möglichkeiten werden hierbei in Betracht gezogen:

Nach Therapie mit Wismutpräparaten und nach Eradikation des Helicobacter fanden sich verlängerte rezidivfreie Phasen. Ließe sich das peptische Ulkus als Infektionskrankheit beweisen, so würde dies die Möglichkeit dauerhafter Heilung bedeuten. Möglicherweise ist die unter Wismut-Präparaten beobachtete verlängerte Rezidivfreiheit nicht so sehr auf die ohnehin nur geringe Wirkung auf den fraglich pathogenen Helicobacter pylori zurückzuführen, sondern auf die lokale Schutzwirkung für das regenerierende Epithel. Allerdings haben auch Wismutpräparate gewisse Nebenwirkungsprobleme (Enzephalopathie, Schwarzfärbung von Stuhl und Zunge).

Besonders interessant erscheinen daher magenschützende Substanzen mit dem Magenschleim ähnlicher Schichtgitterstruktur und dem Magenschleim ähnlichem Verhalten: *Schichtgitterantazida* and *Sucralfat* haben nur einen geringen Einfluß auf den pH im Magenlumen, sie schützen aber die Schleimhaut *direkt lokal*, halten durch Adsorption aggressive Faktoren wie Pepsin und Gallensäuren fern und können durch Regeneration durch endogenes Bikarbonat sogar noch effektiv den hohen pH-Gradienten zur Mukosaoberfläche aufrechterhalten. Die Epithelregenerationszone am Ulkusrand wird dadurch geschützt und stimuliert. Hierin haben wir den Ansatz zu einer „physiologischen Ulkustherapie“, die der modernen Überlegung entspricht, daß das Hauptproblem der Pathogenese des peptischen Ulkusleidens nicht die Entstehung des Ulkus, sondern die gestörte Heilung ist.

Literatur

[1] Sonnenberg, A.: Geographic and temporal variations in the occurrence of peptic ulcer disease. Scand. J. Gastroent. *20* (1985) (Suppl. 110) 11–24.

[2] Bonnevie, O.: Changing demographics of peptic ulcer disease. Dig. Dis. Sci. *30* (1985) 85–145.

[3] Sonnenberg, A., R. Arnold, A. Fritsch: Epidemiologie und Genetik der Ulkuskrankheit. In: A. L. Blum, J. R. Siewert (Hrsg.): Ulkus-Therapie, 2. Aufl., S. 3–22. Springer, Berlin, Heidelberg, New York 1982.

[4] Wormsley, K. G.: Aetiology of ulcers. Clin. Gastroenterol. *2.3* (1988) 555–571.

[5] Lindgren, G.: Ulcussjukdomen. Nordiskt Symposium Göteborg 1966, S. 58–65. Hässle, Göteborg 1968.
[6] Samloff, I. M., G. M. Stemmermann, L. K. Heilbrun et al.: Elevated serum pepsinogen I and II levels differ as risk factors for duodenal ulcer and gastric ulcer. Gastroenterology *90* (1986) 570–576.
[7] Schüffel, W., Th. von Uexküll: Ulkus duodeni. In: Th. von Uexküll (Hrsg.): Psychosomatische Medizin, 4. Aufl., S. 761–781. Urban und Schwarzenberg, München–Wien–Baltimore 1990.
[8] Sussor, M.: Causes of peptic ulcer: a selective epidemiologic approach. J. Chron. Dis. *20* (1967) 435–456.
[9] Walker, P., J. Luther, I. M. Samhoff et al.: Life events, stress and psychosocial factors in men with peptic ulcer disease: II. Relationships with serum pepsinogen concentrations, family history of ulcer, and behavioral factors. Gastroenterology *94* (1988) 325–330.
(10] Peters, M. N., C. T. Richardson: Stressful life events, acid hypersecretion, and ulcer disease. Gastroenterology *84* (1983) 114–119.
[11] Ackerman, S. H.: The developmental physiology of the stomach: possible contributions to the regulatory disturbances of duodenal ulcer disease. Proc. Soc. Exp. Med. *175* (1984) 119–126.
[12] Borg, I., L. Andren: Herpes simplex virus as a cause of peptic ulcer. Scand. J. Gastroent. *15* (1980) (Suppl. 63) 56–61.
[13] Vestergaard, B. F., S. J. Rune: Type-specific herpes simplex virus antibodies in patients with recurrent duodenal ulcer. Lancet *I* (1980) 1273–1275.
[14] Rand, K. H., D. G. Jacobson, R. Cottrell et al.: Antibodies to herpes simplex type I in patients with active duodenal ulcer disease. Arch. Int. Med. *143* (1983) 1917–1920.
[15] Rune, S. J., B. F. Vestergaard: IgA antibodies to herpes simplex virus type I in duodenal juice and saliva from patients with peptic ulcers and non-ulcer controls. Scand. J. Gastroent. *19* (1984) 81–84.
[16] Marshall, B.: Unidentified curved bacilli on gastric epithelium in active chronic gastritis. Lancet *I* (1983) 1273–1275.
[17] Stolte, M.: Ulkus im Magen und Duodenum: Enormer Wandel in Diagnostik und Therapie. Leber Magen Darm *4* (1991) 141–146.
[18] Yeomans, N. D.: Bacteria in ulcer pathogenesis. Clin. Gastroenterol. *2.3* (1988) 573–591.
[19] Soule, J. C., C. Dutreuil, J. U. Delchier et al.: Prevention of duodenal ulcer by metronidazole does not involve a cytoprotective effect. Hepato-Gastroent. *34* (1987) 40.
[20] Satoh, H., P. H. Guth, M. I. Grossman: Role of bacteria in gastric ulceration produced by indomethacin in the rat: cytoprotective action of antibiotics. Gastroenterology *84* (1983) 483–489.
[21] Buchner, J.: Gastritis – Besserung der Symptomatik und Helicobacter pylori-Elimination unter Ursodesoxycholsäure. Eine prospektive kontrollierte Doppelblindstudie. In Vorb.
[22] Berstad, A., B. Alexander, R. Weberg et al.: Antacids reduce campylobacter pylori colonization without healing the gastritis in patients with nonulcer dyspepsia and erosive prepyloric changes. Gastroenterology *95* (1988) 619–624.
[23] Hui, W. M., S. K. Lam, J. Ho et al.: Effect of sucralfate and cimetidine on duodenal ulcer-associated antral gastritis and campylobacter pylori. Am. J. Med. *86* (Supp. 6A) (1989) 60–65.

[24] Hui, W. M., S. K. Lam, P. Y. Chan et al.: Persistence of campylobacter pyloridis despite healing of duodenal ulcer and improvement of accompanying duodentiis and gastritis. Dig. Dis. Sci. *32* (1987) 1255–1260.
[25] Szabo, S., E. S. Reynolds, M. T. Moslen: Chemical factors in aetiology of duodenal ulcer. Lancet *II* (1975) 73.
[26] Hollander, D., A. Tarnawski: Dietary essential fatty acids and the decline in peptic ulcer disease – a hypothesis. Gut *27* (1986) 239–242.
[27] Rotter, J. C.: The genetics of peptic ulcer: more than one gene, more than one disease. In: A. S. Steinberg, A. G. Bearn, A. G. Motulsky et al.: (Hrsg.): Progress in medical genetics, new series, Bd. IV, S. 1–58. Saunders, Philadelphia 1980.
[28] Samloff, I. M.: Peptic ulcer: the many proteinases of aggression. Gastroenterology *96* (1989) 586–595.
[29] Schwarz, K.: Über penetrierende Magen- und Duodenalgeschwüre. Beitr. z. klin. Chir. *67* (1910) 96–128.
[30] Grossman, M. I.: Peptic ulcer: the pathophysiological background. Scand. J. Gastroent. *15* (Suppl. 58) (1980) 7–16.
[31] Kurtz, W., S. Gülddütuna, H. Merki et al.: Zirkadiane Gallensäurenbestimmung im Magensaft und Gallensäurenbindung durch Antazida. In: R. Gugler, L. Kori-Lindner (Hrsg.): Mukosabarriere-Mukosaprolektion, 1. Auf., S. 58–88. Brunner, Nürnberg 1990.
[32] Kurtz, W., U. Leuschner, S. Gemeinhardt et al.: Gallensäuren und ihre Sulphatester in der gesunden Schleimhaut von Magen und Duodenum. Z. Gastroenterologie *20* (1982) 489.
[33] Kurtz, W., M. Classen: Gallensäuren in histologisch unauffälliger Antrumschleimhaut und bei chronisch atrophischer Antrumgastritis mit intestinaler Metaplasie. Z. Gastroenterologie *21* (1983) 463–464.
[34] Kurtz, W., W. D. Strohm, A. Dikimli et al.: Gallensäurenmuster der Antrumschleimhaut bei zwei Typen der chronisch-atrophischen Gastritis. Z. Gastroenterologie *22* (1984) 427.
[35] Kurtz, W., U. Leuschner, W. D. Strohm et al.: Gallensäuren (GS) der Magenschleimhaut bei oberflächlicher Korpus- (OKG) und leichter Antrumgastritis (LAG). Klin. Wschr. 63 (Suppl. IV) (1985) 60–61.
[36] Caspary, W. F.: Einfluß von Aspirin, Antazida, Alkohol und Gallensäuren auf die transmurale elektrische Potentialdifferenz des menschlichen Magens. DMW *100* (1975) 1263–1268.
[37] Ivey, D. J., J. A. Clifton, K. A. Hubel et al.: Effect of bile salts on back diffusion of hydrogen ions in the human gastric mucosa. J. Lab. Clin. Med. *74* (1969) 886.
[38] O'Brien, P., W. Silen: Effect of bile salts and aspirin on the gastric mucosal blood flow. Gastroenterology *64* (1973) 246–253.
[39] Quist, R. G., H. T. Ton-Nu, J. Lillienau et al.: Activation of mast cells by bile acids. Gastroenterology *101* (1991) 446–456.
[40] Bedi, B. S., H. T. Debas, G. Gillespie et al.: Effect of bile salts on antral gastrin release. Gastroenterology *60* (1971) 256–262.
[41] Himal, H. S., M. Boutros, M. Weiser: The relationship between bile and hydrochloric acid in the pathogenesis of actute gastric erosions. Am. J. Gastroent. *62* (1974) 405–409.
[42] Norton, L., D. Mathews, L. Avrum et al.: Pharmacological protection against swine stress ulcer. Gastroenterology *66* (1974) 503.
[43] Safaie-Shirazi, S., L. DenBesten, K. N. Hamza: Absorption of bile salts from the gastric mucosa during hemorrhagic shock (36581). Proc. Soc. Exptl. Med. Biol. *140* (1972) 924–927.

[44] Rhodes, J. D., E. Barnardo, S. F. Phillips et al.: Increased reflux of bile into the stomach in patients with gastric ulcer. Gastroenterology *57* (1969) 241.
[45] Ritchie, W. P.: Bile acids, the "barrier", and reflux-related clinical disorders of the gastric mucosa. Surgery *82* (1977) 192–200.
[46] Editorial: Bacteria in the stomach. Lancet *2* (1981) 906–907.
[47] Malhotra, S. L.: New approaches to the causation and prevention of cancers of epithelial surfaces. Med. Hypotheses *2* (1976) 279–281.
[48] Eastwood, G. L.: Effect of pH on bile salt injury to mouse gastric mucosa. Gastroenterology 68 (1975) 1456–1465.
[49] Armstrong, D., M. Farrell, G. M. Murphy et al.: Are bile acids gastrotoxic in duodenogastric reflux? Dose-response and structure activity studies using an ex-vivo rat gastric chamber mode. IX International Bile Acid Meeting, Basel 19.–21.10.1986.
[50] Lillemor, K. D., G. W. Kidder, J. W. Harmon et al.: Tauroursodeoxycholic acid is less damaging than taurochenodeoxycholic acid to the gastric and esophageal mucosa. Dig. Dis. Sci. *28* (1983) 359–364.
[51] Kurtz, W., U. Leuschner, M. Classen: Zur Ätiologie kolorektaler Karzinome. Hess. Ärztebl. *5A* (1981) 26–30.
[52] Ivey, K. J., J. A. Clifton, K. A. Hubel et al.: Effect of bile salts on back diffusion of hydrogen ions in the human gastric mucosa. J. Lab. Clin. Med. *74* (1969) 886.
[53] Kurtz, W., U. Leuschner, M. Classen: Medicamentous cholelitholysis and colorectal cancer risk – an experimental study in rats. J. Exp. Clin. Cancer Res. *2* (suppl.) (1983) 21.
[54] Kurtz, W., U. Leuschner, H. Dancygier: Prednisolon senkt die Gallensäurenkonzentration der Leber bei der Ratte. Z. Gastroenterologie *21* (1983) 400–401.
[55] Armstrong, M. J., M. C. Carey: The hydrophobic-hydrophilic balance of bile salts. Inverse correlation between reverse-phase high peformance liquid chromatographic mobilities and micellar cholesterol-solubilizing capacities. J. Lip. Res. *23* (1982) 70–80.
[56] Shaw, R., M. Rivetna, W. H. Elliott: Bile acids LXIII. Relationship between the motility on reversed-phase high-performance liquid chromatography and the structure of bile acids. J. Chromatography *202* (1980) 347–361.
[57] Roda, A., P. Simon, B. Grigolo et al.: Quantitative evaluation of bile acid hydrophobicity: structure-activity relationship. IX International Bild Acid Meeting, Basel 19.–21.10.1986.
[58] Kurtz, W., S. Güldütuna: Wirkungen von Gallensäuren und klinische Resultate bei der Therapie dyspeptischer Beschwerden. In: G. Strohmeyer, K. P. Maier, U. Leuscher et al. (Hrsg.): Cholestatische Lebererkrankungen, 1. Aufl., S. 95–105. Schattauer, Stuttgart–New York 1990.
[59] Güldütuna, S., W. Kurtz, C. Pelekanos et al.: Mechanismen von Membranschädigung und Membranschutz von Gallensäuren. In: W. Kurtz (Hrsg.): Gallensäuren und Magen-Darm-Trakt, 1. Aufl., S. 19–29. Hygieneplan, Oberursel 1988.
[60] Güldütuna, S., G. Zimmer, W. Kurtz et al.: Prostaglandin E_2 directly protects isolated rat gastric surface cell membranes against bile salts. Biochem. Biophys. Acta *902* (1987) 217–222.
[61] Kurtz, W., S. Güldütuna, G. Zimmer et al.: Elektronenspinresonanz (ERS)-Untersuchungen zum Einfluß von Taurocholsäure (TC) auf Magenschleimhautzellmembranen der Ratte. Z. Gastroenterologie *24* (1986) 546.
[62] Kurtz, W., U. Leuschner, A. Hellstern: Der Einfluß von Chenodesoxycholsäure auf die Konzentration nichtsulfatierter Gallensäuren in der Dünn- und Dickdarmschleimhaut der Ratte. Z. Gastroenterologie *16* (1978) 553–563.

[63] DuPlessis, D. J.: Pathogenesis of gastric ulceration. Lancet *I* (1965) 974–978.

[64] Valenzuela, Y., C. Defilipippi, A. Scendes: Manometric studies of the human pyloric sphincter: Effect of cigarette smoking, metoclopramide and atropine. Gastroenterology *70* (1976) 481–483.

[65] Fischer, R. S., S. Cohen: Pyloric sphincter dysfunction in gastric ulcer.. Gastroenterology *69* (1975) 591–597.

[66] Stadelmann, O., K. Elster, M. Stolte et al.: The peptic gastric ulcer – histotopography and functional investigations. Scand. J. Gastroenterol. *4* (1971) 613.

[67] Robert, A.: Cytoprotection by prostaglandins. Gastroenterology 77 (1979) 761–767.

[68] Redfern, J. S., M. Feldman: Role of endogenous prostaglandins in preventing gastrointestinal ulceration: induction of ulcers by antibodies to prostaglandins. Gastroenterology *96* (1989) 596–605.

[69] Gregory, H., S. Walsh, C. R. Hopkins: The identification of urogastrone in serum, saliva, and gastric juice. Gastroenterology *77* (1979) 313–318.

[70] Corcoran, G. D., J. Ware, C. Richards et al.: Luminal epidermal growth factor in upper gastrointestinal disease. Gut *27* (1986) A 604.

[71] Zollinger, R. M., E. H. Ellison: Primary peptic ulceration of the jejunum associated with islet cell tumors of the pancreas. Annals of Surgery *142* (1955) 709–728.

[72] Doll, R., S. A. Jones, F. Pygott: Effect of smoking on the production and maintenance of gastric and duodenal ulcers. Lancet *I* (1958) 657–662.

[73] Sonnenberg, A., S. A. Müller-Lissner, E. Vogel et al.: Predictors of duodenal ulcer healing and relapse. Gastroenterology *81* (1981) 1061–1067.

[74] Marks, I. N.: Site-protective agents. Clin. Gastroent. *2.3* (1988) 609–620.

[75] Marshall, B. J.: The use of bismuth in gastroenterology. Am. J. Gastroent. *86* (1991) 16–25.

[76] Marshall, B. J.: Campylobacter pylori: His link to gastritis and peptic ulcer disease. J. Infect. Dis. *12* (Suppl. 1) (1990) 87–93.

[77] Lee, F. I., I. M. Samloff, M. Hardmann: Comparison of tripotassium dicitrato bismuthate tablets with ranitidine in healing and relapse of duodenal ulcers. Lancet *I* (1985) 1299–1301.

[78] Kurtz, W., S. Güldütuna, U. Leuschner: Gallensäurenbildung durch Antazida in „quasinatürlichem“ Refluxmilieu. Z. Gastroenterol. *27* (1989) 370–373.

[79] Miederer, S. E.: Imitation of gastric mucus by rechargeable bicarbonate batteries. World Congr. Gastroent. (abstr.) p. 430. Sidney 1990.

[80] Lam, S. K., W. M. Hui, W. Y. Lau et al.: Sucralfate overcomes adverse effect of cigarette smoking on duodenal ulcer healing and prolongs subsequent remission. Gastroenterology *92* (1987) 1192–1201.

[81] Masoero, G., F. Rocchia, A. Rossquino et al.: Comparison of ranitidine and sucralfate in the long-term treatment of duodenal ulcer. J. Clin. Gastroent. *8* (1986) 624–627.

[82] Walther, C., P. Herzog, K. H. Hissnauer et al.: Ein Vergleich der Neutralisationskapazität von Antazida in verdünnter Salzsäure und salzsaurer Peptonlösung. Z. Gastroenterologie *20* (1982) 263–272.

[83] Häcki, W. H., F. Conti, M. Uehlinger: Diskrepanz zwischen In-vivo- und In-vitro-Säurebindungskapazitäten von Magaldrat (Riopan), Gelusil and Maaloxan. In: R. Arnold, H. Häcki (Hrsg.): Magaldrat – Experimentelle und klinische Erfahrungen, S. 57–61. Silinski CM, Nürnberg–Paris 1985.

[84] Hagenmüller, F., C. Dettler: Einfluß von Antazida auf den postprandialen Mageninhalt. In: R. Arnold, W. H. Häcki (Hrsg.): Magaldrat – Experimentelle und klinische Erfahrungen, S. 62–69. CM Silinski, Nürnberg–Paris 1985.

[85] Blum, A.: Stellung der Antazida in der modernen Ulkustherapie. DMW *110* (1985) 3–7.
[86] Miederer, S. E., R. Mayershofer, A. Löffler: Magaldrat (100 mmol/d) gegen Ranitidin (300 mg/d). Die Abheilungsraten des Ulcus ventriculi in einer deutschen Doppelblindstudie. Med. Klin. *81* (1986) 3–6.
[87] Lam, S. K.: Antacids: the past, the present and the future. Clin. Gastroent. *2.3* (1988) 641–654.
[88] Mones, J., I. Carrio, M. Toca et al.: Gastric emptying of two radiolabelled antacids. Gut *32* (1991) 147–150.
[89] Kurtz, W., S. Güldütuna, U. Leuschner: Einfluß von pH und Antazidummenge auf die Gallensäurenbindung in quasinatürlichem Refluxmilieu. Z. Gastroenterol. 29 (1991) 237–241.
[90] Preclik, G., E. F. Stange: Prostaglandinsynthese und Prostaglandinspektren nach Magentherapeutika. In: R. Gugler, C. Cori-Lindner (Hrsg.): Mukosabarriere-Mukosaprotektion, 1. Aufl., S. 89–98. Brunner, Nürnberg 1990.
[91] DiJoseph, J. F., L. E. Borella, G. Nabi Mir: Activated aluminium complex derived from solubilized antacids exhibitis enhaced cytoprotective activity in the rat. Gastroenterology *96* (1989) 730–735.
[92] Figueroa, R. B., A. P. Klotz: Clinical-chemical evaluation of an new antacid, hydrated magnesium aluminate (Riopan). Curr. Ther. Res. *2* (1960) 415–421.
[93] Zumkley, H., H. P. Bertram, M. Brandt et al.: Aluminiumkonzentration in Knochen und Gehirn nach Antazidagabe. Fortschr. Med. *105* (Suppl. 19) (1987) 15–18.
[94] Dollinger, H. C., E. Holzberg: Beeinflussen Antazida mit hohem Säurebindungsvermögen den Mineralhaushalt? Fortschr. Med. *105* (Suppl. 19) (1987) 10–14.
[95] Howden, C. W., R. H. Hunt: Relationship between gastric secretion and infection. Gut *28* (1987) 96–107.
[96] Reed, P. I., P. G. Cassel, C. L. Walter: Gastric cancer in patients who have taken cimetidine. Lancet *I* (1979) 1235.
[97] Sharma, B. K., I. A. Santana, E. C. Wood et al.: Intragastric bacterial activity and nitrosation before, during, and after treatment with omeprazole. Brit. Med. J. *289* (1984) 717–719.
[98] Carlsson, E., H. Larsson, M. Mattsson et al.: Pharmacology and toxicology of omeprazole – with special reference to the effects on the gastric mucosa. In: O. Borg, L. Olbe, S. J. Reme et al. (Hrsg.): Omeprazole 2, 1. Aufl., S. 31–38. Hässle, Mölndal 1986.
[99] Allen, A., D. A. Hutton, A. J. Leonard et al.: The role of mucus in the protection of the gastroduodenal mucosa. Scand. J. Gastroent. *21* (Suppl. 125) (1986) 71–77.
[100] Daly, M. J., A. Pottage: Antisecretory drugs and gastric cancer. Brit. Med. J. *291* (1985) 900.
[101] Daly, M. J., A. Pottage: Antisecretory drugs and gastric cancer. Brit. Med. J. *291* (1985) 1646–1647.
[102] Hakanson, R., F. Sundler: Gastric carinoids and antisecretory drugs. Trends in Pharm. Sci. *7* (1986) 386–387.
[103] Wormsley, K. H.: Antisecretory drugs and gastric cancer. Brit. Med. J. *291* (1985) 1504.
[104] Seery, J. P.: Achlorhydria and gastric carcinogenesis. Lancet *II* (1991) 1508–1509.
[105] Burlinson, B., S. H. Morris, D. G. Gatehouse et al.: Gentoxicity studies of gastric acid inhibiting drugs. Lancet *I* (1990) 419–420.
[106] Diaz, D., I. Fabre, M. Danjat et al.: Omeprazole is an aryl hydrocarbon-like inducer of human hepatic cytochrome P 450. Gastroenterology *99* (1990) 737–747.

[107] Gugler, R., J. C. Jensen: Omeprazole inhibits oxidative drug metabolism. Studies with diazepam and phenytoin in vivo and 7-ethoxycoumarin in vitro. Gastroenterology *89* (1985) 1235–1241.
[108] Walt, R. P., Reynolds, J. R., M. J. S. Langman et al.: Intravenous omeprazole rapidly raises intragastric pH. Gut *26* (1985) 902–906.
[109] Hunt, R. H., C. W. Howdan, D. B. Jones et al.: The correlation between acid suppression and duodenal ulcer healing. Scand. J. Gastroent. *21* (Suppl. 125) (1986) 22–28.
[110] Omeprazol. Arzneimittelbrief *25* (1991) 60–62.
[111] Brunner, G., W. Creutzfeld, U. Harke et al.: Therapy with omeprazole in patients with peptic ulceration resistant to extended high-dose ranitidine treatment. Digestion *29* (1988) 80–90.
[112] Bianchi-Porro, G., F. Parente, M. Lazzaronie: Tripotassium dicitrato bismuthate (TDB) versus two different doses of cimetidine in the treatment of resistant duodenal ulcer. Gut *28* (1987) 907–11.
[113] Lam, S. K., N. W. Lee, J. Koo et al.: Randomised crossover trial of tripotassium dicitrato bismuthate versus high dose cimetidine for duodenal ulcers resistant to standard dose of cimetidine. Gut *25* (1984) 703–6.
[114] Dammann, H. G.: H_2-Blocker-refraktäre Ulcera: Was tun? Z. Gastroent. *30* (1992) 268–271.
[115] Strom, M., R. Gotthard, G. Bodemar et al.: Antacid/anticholinergic, cimetidine, and placebo in the treatment of active peptic ulcers. Scand. J. Gastroent. *16* (1981) 593–602.
[116] Bianchi-Porro, G., M. Lazzaroni, F. Pace et al.: Long-term low-dose antacid versus cimetidine therapy in the treatment of duodenal ulcer recurrence. Scand. J. Gastroent. *21* (1986) 1144–1146.
[117] Bardhan, K. D., J. Beresford, F. R. C. Hinchliffe et al.: Low dose cimetidine maintenance treatment in duodenal ulcer: intermediate-term results. Postrag. Med. J. *62* (1986) 347–51.
[118] Parente, F., G. Bianchi-Porro: Long-term treatment of healed refractory duodenal ulcers. Is there any benefit in increasing the dosage of H_2-Blockers? Ital. J. Gastroenterol. *21* (1989) 329–21.
[119] Penston, J. G., D. Carter, K. G. Wormsley : Recurrence of duodenal ulcer during maintenance treatment. Gut *27* (1987) A 1375.
[120] Sabbatini, F., G. Piai, M. Minieri et al.: Ranitidine 300 mg in the long-term treatment of patients with severe duodenal ulcer disease. Gastroenterology *98* (1990) A 116.

Kolibri 360 GmbH
Ferdinand-Jühlke-Straße 7
99095 Erfurt, Deutschland
produktsicherheit@kolibri360.de